Traditionelles Reiki

... einfaches, universelles Heilen nach Dr. Mikao Usui

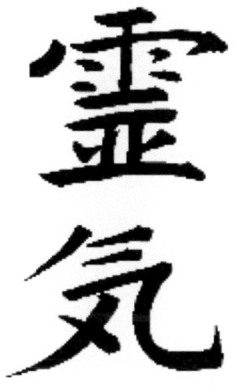

von Heike-Maria Michalke

3. überarbeitete Auflage - Mai 2009

Inhaltsverzeichnis

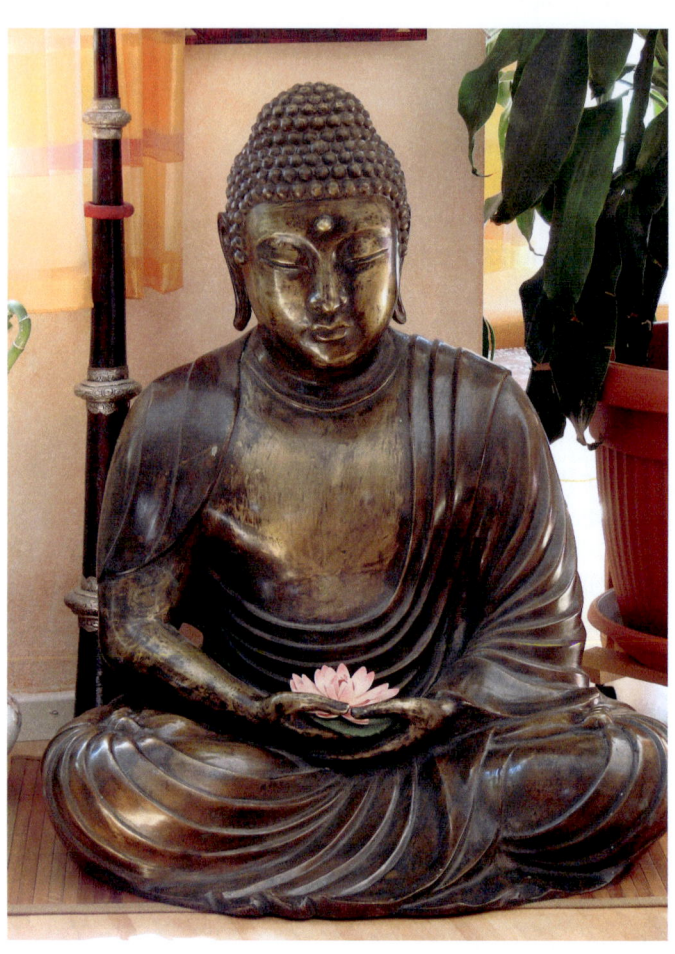

1 – Vorwort der Autorin

Als ich mit diesem Buch begann, war ich mir sehr wohl im Klaren darüber, dass es auf dem freien Markt eine relativ große Auswahl an Büchern rund um Reiki gibt.

Dennoch habe ich immer ein einfaches und schlichtes Reikibuch, das vor allem auch in jede Handtasche passt, vermisst.
Ein Buch das sich auf das Wesentliche zum Thema beschränkt.
Ohne Schnickschnack – auf den Reiki von jeher hat verzichten können.

Reiki ist einfach. Reiki ist schlicht.
Ebenso wie mein Büchlein …

Umso mehr war es mir ein Bedürfnis, mit meinem Buch ein Kleinod zu schaffen, das sich wieder auf die traditionellen, ursprünglichen Werte besinnt und das Sie immer und immer wieder gerne zur Hand nehmen, um von den vielen wertvollen Tipps zu profitieren.

Am Ende des Buches finden Sie unter der Rubrik „Botschaften der Seele" eine Auswahl an Krankheiten und Beschwerden, über die Ihnen Ihr Körper etwas mitteilen möchte.

Ich wünsche Ihnen sowohl viel Freude beim Lesen als auch viel Erfolg mit Reiki.

Herzlichst Ihre

Heike-Maria Michalke

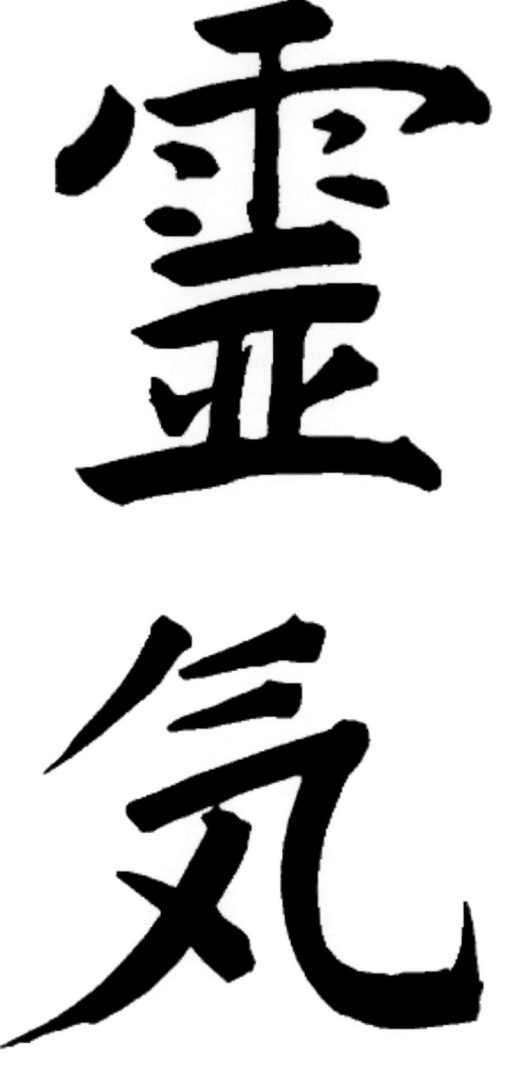

2 – Mein eigener Weg zu Reiki

Nachdem Sie sicherlich auch gerne wissen möchten, mit wem Sie es hier zu tun haben, möchte ich Ihnen ein wenig über mich berichten. Zuerst jedoch möchte ich Ihnen meine Geschichte erzählen. (M)eine Geschichte lustig und erfrischend – auch mal zum Schmunzeln – wie ich den Weg zu Reiki fand:

Mein eigener Weg mit Reiki begann im Jahr 1987.

Trotz meiner langjährigen, medialen Erfahrungen wollte ich zu Beginn überhaupt nichts von Reiki wissen. Ich empfand alles als Humbug und hatte damals die schlimme Befürchtung, dass es sich bei Reiki um eine Sekte oder dergleichen handelte.

Da ich in meinen eigenen Kursen immer wieder mit sehr skeptischen Menschen konfrontiert werde, erzähle ich zu Beginn meiner Seminare immer meine eigene Geschichte und wie ich meinen Weg zu Reiki fand. Meine lustige Darbietung lockert schlagartig das Gruppenklima auf und ich bin sicher, dass der eine oder andere Kursteilnehmer sich darin wiedererkannt hat.

Ein Mitglied meiner Familie war von Reiki – allein durch die Inhalte eines Buches – so begeistert, dass noch am selben Tag und ohne mich vorher um Erlaubnis zu fragen, ein Reiki-Kurs für mich mit gebucht wurde. Fragen Sie bitte nicht, was diese Tatsache für Konsequenzen und auch Diskussionen nach sich zog, vor allem weil dieser Kurs bereits drei Tage später stattfinden sollte!

Tja, ich hatte gesiegt und durfte mich zu diesem Kurs als eingeladen betrachten.
Keinen Pfennig hätte ich damals freiwillig für einen Reiki-Kurs ausgegeben.
So fuhren wir also zu zweit nach München, um an dem Reiki-Seminar teilzunehmen.

Die Ausbildung fand an einem Wochenende, also zwei Tage mit rund 30 (!) Teilnehmern in einer angemieteten Arztpraxis, statt. Das war schon mal der erste herbe Schlag, da ich von großen Gruppenkursen noch nie viel gehalten hatte; das ist übrigens bis heute geblieben :o).

Die zweite schlimme Befürchtung bestätigte sich dann mit dem Betreten der Praxis:
Um überhaupt die „heiligen Räume" betreten zu dürfen, mussten wir erst einmal die Kursgebühr im Gesamten löhnen. Das waren damals immerhin stolze 600 DM pro Teilnehmer! Im Seminarzimmer herrschte dann reges Treiben.
Hallo hier, hallo da. Küsschen links, Küsschen rechts.
Ach, was für eine komische Gesellschaft.
Das Ganze wurde durch unheimliche, sphärisch klingende Musik und eklig duftende Räucherstäbchen untermalt.

Es dürfte Sie jetzt in keinster Weise wundern, dass ich mir den bestmöglichsten Fluchtplatz (gleich neben der Türe) als Sitzgelegenheit ausgesucht habe …
Der Kurs startete. Mehr als desinteressiert habe ich damals alles – natürlich möglichst schnell – über mich ergehen lassen. Sie wissen sicherlich, wie laaaangsam genau in solchen Momenten die Zeit verrinnt?
Der Kurs dauerte für mich eine Ewigkeit.
Dann auch noch Meditieren – herrjemine, was wollen die denn noch alles von mir, dachte ich damals.

Auch dies ließ ich noch geduldig über mich ergehen. Ich hatte natürlich die Augen geschlossen, doch mit innerer Ruhe, Entspannung und Meditation hatte mein Verhalten natürlich nichts zu tun. Immer wieder lugte ich auf, um zu sehen, wie sich andere Teilnehmer verhielten – zumal ich zu diesem Zeitpunkt immer noch davon überzeugt war, dass wir alle eine Gehirnwäsche erhalten sollten.
Dann – die erste Behandlung.

Nun war meine Schmerzgrenze jedoch definitiv erreicht. Hinlegen, Augen zu, entspannen UND sich dann auch noch „befummeln" lassen – nein, also da wollte ich ganz sicher nicht mitspielen (um es „denen" noch leichter zu machen, meine Gedanken zu verändern?), damit war meine Schmerzgrenze erreicht!
Ich wollte gehen. Auf der Stelle.
Also trat ich die Flucht nach vorne an.

Mit den Worten „Ich muss dann mal weg …" wollte ich mich flink und ohne großes Aufsehen verabschieden, als sich mir die freundliche, mächtige Kursleiterin in den Weg stellte.
Sie sprach ganz beruhigend, was bei mir gleichzeitig noch mehr Panik aufkommen ließ.
Selbstverständlich wollte sie wissen, wieso ich jetzt gehen würde und warum ich überhaupt hier wäre, wo ich mich die ganze Zeit so abweisend verhalten hätte?
Meine Ablehnung war also aufgefallen.
Macht nichts, passt schon so, dachte ich mir damals.
Natürlich konnte ich keinen wirklich plausiblen Grund vorweisen, wieso ich gerade jetzt gehen wollte.
Oder sollte ich das mit der Sekte und der Gehirnwäsche erwähnen? Ach ja …

Nachdem 30 Augenpaare auf mich gerichtet waren, wollte ich mir keine Blöße geben.
So gab ich mich nach einer kurzen Diskussion geschlagen und legte mich auf eine Liege.

Die Kursleiterin höchstpersönlich würde mich behandeln. In mir keimte erneut die Angst auf, da ich als merkwürdigste Kursteilnehmerin offensichtlich als Erste in den Genuss der Gehirnwäsche kommen sollte.
So nahm ich mir fest vor, wach zu bleiben, nicht zu entspannen und jeden einzelnen Handgriff sehr gut und vor allem sehr genau zu beobachten.

Zweifelsohne blieb mir immer noch die Möglichkeit, die Praxis fluchtartig und schreiend zu verlassen …

Was dann geschehen war, kann ich bis zum heutigen Tag nicht wirklich nachvollziehen.
Was ich sicher weiß ist, dass ich KEINE Gehirnwäsche oder Ähnliches erhalten habe.
Vielmehr setzte mit dem Auflegen ihrer Hände eine tiefe Entspannung ein. Mir wurde ganz warm. Mein ganzer Körper schien zu vibrieren und zu schwingen. Ein herrliches und entspannendes Gefühl.
Und so schlief ich selig ein.

Die ganze Aufregung, die ganze Anspannung, die ich während der ersten Kursstunden mit all meiner Kraft aufrechterhalten hatte, fiel nun von mir ab.
Ganz sanft glitt ich in einen wohligen, traumlosen Schlaf …
Nach einer ganzen Stunde wachte ich auf und konnte kaum fassen, dass die Zeit so schnell vergangen sein sollte?!
Unglaublich wie entspannt, fit, frisch und gut gelaunt ich nun war!!

Tja – natürlich werde ich Ihnen das peinliche Ende dieses Kurses nicht vorenthalten, da ich die Einzige der 30 Kursteilnehmer war, die zum Kursende weinte, weil
a) der Kurs nun zu Ende war und
b) es doch soooo toll war!

Ich denke heute noch gerne an die vielen ungläubigen Gesichter zurück. Wer mich zu Kursbeginn erlebt hatte – so abweisend und kühl – hätte zum Abschluss des Kurses tatsächlich auf den Gedanken einer vollzogenen Gehirnwäsche kommen können.

Ganz selbstverständlich hatte ich mich – beim Gehen – noch ganz schnell (und ohne großes Aufsehen) für den II. Grad Reiki – der ein halbes Jahr später stattfinden sollte – angemeldet.

So begann mein Weg mit Reiki …

Die Moral dieser Geschichte: Seien Sie offen für Neues und behalten Sie dabei das Wesentliche im Visier! Vor allem aber behalten Sie sich eine gesunde Skepsis gegenüber allen Angeboten rund um Reiki!

3 – Die Geschichte von Reiki

Nach alter Überlieferung wird die Geschichte von Reiki noch heute wie folgt erzählt:

Die Heilkunst des Reiki wurde ca. 1922 von Dr. Mikao Usui wiederentdeckt. Dr. Usui war Leiter einer christlich-buddhistischen Priesterschule in Kyoto, Japan. Eines Tages fragten ihn seine Schüler, mit welcher Heilmethode z.b. Jesus geheilt habe. Da Dr. Usui hierauf keine Antwort wusste, gab er kurzerhand die Leitung der Schule auf, um auf seinen darauf folgenden Reisen – u.a. in die USA und nach Europa – Antworten auf all seine Fragen zu erlangen.

Seine erste Reise führte ihn in die USA. Dort studierte er und promovierte zum Doktor der Theologie.

Doch auch während seiner ganzen Reisen und langjähriger Auslandsaufenthalte fand er keine aufschlussreichen Antworten auf seine Fragen.

Jahre später, nach Japan zurückgekehrt, entdeckte er eines Tages in ca. 2500 Jahre alten Sanskrit verfassten Buddha-Sutren, Formeln und Symbole, die offenbar die Antworten auf all seine Fragen enthielten.

Er wanderte am nächsten Morgen auf den 27 km entfernten heiligen Berg Kuriyama.

In der Einsamkeit der Berge wollte er mit Fasten und Meditationen einen Kontakt zur Ebene der Symbole herstellen, um diese auf ihren Wahrheitsgehalt hin zu prüfen.

Auf dem Gipfel angekommen, las er die Sutren, sang und meditierte.

Als „Kalender" legte er sich 21 Steinchen zurecht. Jeden Tag stieß er eines weg.

Der 21. Tag dämmerte herauf. Es war noch ziemlich dunkel, als er am Horizont ein Licht entdeckte, dass sich sehr schnell auf ihn zubewegte.

Dieses helle, gleißende Licht wurde immer größer und traf ihn inmitten der Stirn (6. Chakra = 3. Auge). Er sah vor sich alle Farben des kosmischen Regenbogenlichts und dachte, er müsse sterben.

Schließlich erschien ihm ein großes, weißes Licht. In diesem Licht erkannte er die Sanskritbuchstaben (unsere Symbole aus dem II. Reiki Grad und das Meistersymbol) und sagte: „Ja, ich erinnere mich!"

Ganz langsam erlangte Dr. Usui seinen normalen Bewusstseinszustand zurück. Es war bereits Mittag. Er fühlte sich erfüllt und voller Energie.

Dr. Usui begann seinen Abstieg vom heiligen Berg. In der Eile verletzte er sich an seinem großen Zeh. Spontan legte er seine Hand auf und die Blutung kam nach wenigen Minuten zum Stillstand – der Schmerz verging …
Hier spricht die Tradition von seinem „ersten Wunder".

Im Tal angekommen, kehrte er in ein Gasthaus ein und trotz der gut gemeinten Warnungen des Wirtes – Dr. Usui hatte 21 Tage gefastet! – verzehrte er ein ganzes Mahl ohne negative Folgen.
Hier spricht die Tradition von seinem „zweiten Wunder".

Die Enkelin des Wirtes hatte seit Tagen große Zahnschmerzen. Dr. Usui legte dem Mädchen spontan die Hände auf. Nach wenigen Minuten waren sowohl die Schmerzen als auch die Schwellung verschwunden.
Hier spricht die Tradition von seinem „dritten Wunder".

Dr. Usui behandelte die nächsten Jahre vor allem einfache und arme Menschen.

Als er Jahre nach seinen Behandlungen erneut auf diese Menschen traf, musste er feststellen, dass sich die Lebenssituation der Menschen in keinster Weise verändert oder gar verbessert hatte.

In diesem Moment wurde ihm klar, dass er vergessen hatte, den Menschen das Wichtigste zu lehren: DANKBARKEIT und DEMUT.

Nach dieser Erfahrung stellte er die Reiki-Lebensregeln auf:

REIKI - Lebensregeln

Gerade heute sei nicht ärgerlich!

Gerade heute sorge dich nicht!

Ehre die Lehrer, Eltern und die Älteren.

Verdiene dein Brot ehrlich und sei dankbar

gegenüber allem, was lebt ...

Dr. Mikao Usui

5 – Die Geschichte von Dr. Mikao Usui

Mikao Usui wurde am 15. August 1865 im Landkreis Yamagata, heutiges Nagoya, geboren. Er wuchs in sehr einfachen, ländlichen Verhältnissen auf. Seine Eltern waren Bauern. 1914 entschloss sich Usui, buddhistischer Mönch zu werden.

Er konzentrierte sich hingebungsvoll auf die Praxis des christlichen Buddhismus und übte sich intensiv in den unterschiedlichsten Meditationstechniken.

Im März 1922 entdeckte Usui in einer Satori (erleuchtende Erfahrung) auf dem hl. Berg Kuriyama Reiki und die damit verbundenen Symbole und Heilkraft.
Dieses Licht = Satori war die reine Reiki-Energie, die in Form einer Einstimmung (heutige Einweihung) zu ihm kam. Sein Bewusstsein breitete sich immer weiter aus und er wusste, dass er ab diesem Tag in der Lage war zu heilen, ohne seine eigene Energie verbrauchen zu müssen.

Bereits im April 1922 gründete Dr. Usui in Tokio eine Gesellschaft mit dem Namen „USUI REIKI RYOHO GAKKAI". Er eröffnete u. a. eine Klinik mitten in Tokio, wo er Vorlesungen hielt, Ausbildungen und Einweihungen in Reiki gab. Er unterrichtete Reiki und praktizierte gemeinsam mit seinen Schülern.

Im Jahre 1923 wurden durch das große Erdbeben in Kanto der Frieden und die Harmonie seiner Reiki-Praxis erschüttert. Mehr als 140000 Menschen verloren ihr Leben. Es entwickelte sich ein großer Bedarf an Reiki und Dr. Usui und seiner Schüler arbeiteten Tag und Nacht, um zu helfen.

In seiner Laufbahn lehrte und weihte Dr. Usui mehr als 2000 Schüler und 16 Lehrer sein Wissen.

Dr. Usui starb am 9. März 1926 im Alter von nur 61 Jahren.

Sein Grab ist noch heute für viele Reiki-Praktizierende eine Pilgerstätte.

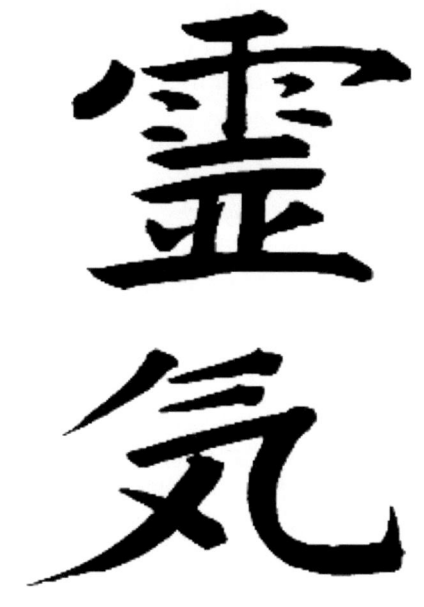

6 – Was ist Reiki?

Reiki bedeutet universelle Lebensenergie.

Reiki ist Licht und Liebe.

Reiki ist eine japanische Methode der natürlichen Heilung.

Heutzutage wird Reiki auf der ganzen Welt mit großem Erfolg praktiziert.
Dr. Usui beschrieb es stets als altehrwürdige Wissenschaft, welche über Jahrtausende verborgen war.
Reiki ist einfach und schlicht und kommt ohne großes Drumherum aus.

Reiki heilt auf allen Ebenen – der körperlichen, der geistigen und der emotionalen Ebene.

Reiki regeneriert und reinigt Organe, erzielt eine Kräftigung von Gewebe- und Knochenstruktur.
Langjährige Blockaden werden gelöst – so kann eine natürliche, ganzheitliche Heilung erzielt werden.

In erster Linie jedoch aktiviert Reiki unsere Selbstheilungskräfte. Jeder Mensch verfügt hierüber.
Die freigesetzten Emotionen (Blockaden werden gelöst) während oder auch nach einer Behandlung schenken Körper, Geist und Seele auf lange Sicht das lebensnotwendige Gleichgewicht, d.h. innere Balance, und ein „im Einklang mit sich selbst sein".

Der Unterschied zu anderen Heilmethoden oder gar einer eigenen Heilkraft ist die Tatsache, dass wir nur als Reiki-Kanal fungieren.

Das bedeutet, dass wir in keiner Weise eigene Energie von uns weitergeben und hierdurch auch nicht die Energien derer aufnehmen, die wir behandeln. So bleiben wir auch noch mehreren Behandlungen absolut fit und in unserer eigenen Energie. Es ist aus diesem Grund auch unmöglich, z.B. Erkrankungen oder Ähnliches aufzunehmen. Reiki kann bei einer Vielzahl von Beschwerden eingesetzt werden.

Sie können nahezu alles behandeln: Besonders erfolgreich hat sich Reiki in meiner Praxis die Behandlung z.B. in der Schwangerschaft, bei Schlafstörungen, zur Begleitung von Chemotherapien, bei Stress und Krisensituationen und natürlich zur Steigerung des allgemeinen Wohlbefindens bewährt.

Reiki sollte stets als zusätzliche, individuelle Behandlungsmaßnahme gesehen werden.

Reiki ersetzt keinesfalls die Behandlung durch einen Arzt oder Heilpraktiker.

Falls Sie sich nicht sicher sind, ob in Ihrem Fall eine Reiki-Behandlung angebracht ist, fragen Sie Ihren Arzt oder Reiki-Behandler.

Traditionell können mit Reiki insgesamt vier Ausbildungsstufen erlangt werden.

Der I. Reikigrad ermöglicht Ihnen, sich selbst und auch andere Menschen mit der Reiki-Energie zu versorgen und wirkt hauptsächlich auf der körperlichen Ebene.

Der II. Reikigrad eröffnet weit mehr Perspektiven der Heilung. So können Sie nach der Einweihung in den II. Reikigrad die Energie auch über eine Distanz senden. Ferner erhöht sich Ihr eigener Energielevel.

Der Meistergrad ist für all diejenigen, die in Reiki nicht nur eine Heilmethode, sondern auch ihren Weg gefunden haben.
Der Meistergrad als solches wird nicht einfach mit dem Besuch eines Kurses erreicht, sondern entfaltet sich entsprechend Ihrer eigenen Persönlichkeit und Motivation.
Der eigentliche Meisterwegs beginnt mit Ihrer geistigen Entscheidung, den Weg zu gehen …
Ab hier beginnen Sie nicht nur Reiki zu praktizieren, sondern Reiki zu leben …

Dieser Energielevel ist individuell zu sehen und eröffnet sich dem Praktizierenden vor allem durch ein jahreslanges, intensives Arbeiten und Wirken mit dem Meistersymbol.

Die Entscheidung für diesen Ausbildungsschritt soll nicht mit dem Verstand getroffen werden.

Der Weg des Reiki-Meisters ist eine reine Herzensentscheidung!

Mit der Einweihung in den Lehrergrad – dieser kann separat oder auch zeitgleich mit dem Meistergrad absolviert werden – sind Sie dann selbst berechtigt, andere einzuweihen.

Diesen Weg sollten Menschen nur dann gehen, wenn der dringende Wunsch verspürt wird, sein Wissen und seine Erfahrungen mit Reiki an andere weiterzugeben.

Die beiden ersten Ausbildungsstufen können sowohl als Einzelkurs als auch in kleinen Gruppen absoviert werden. Die Ausbildung zum Reiki-Meister und/oder Lehrer wird traditionsgemäß als Einzelausbildung abgehalten.

Reiki ist nicht nur eine Heilmethode, sondern auch ein Weg.

Ein Weg der Heilung und letztlich auch ein Weg zu sich selbst …

7 – Der I. Grad REIKI

Falls Sie sich zu einer Reiki-Ausbildung entschließen, beginnen Sie traditionell mit dem I. Grad.

Wichtig, um Reiki zu verstehen, ist natürlich auch der geschichtliche Hintergrund, der in keinem Seminar als Grundlage fehlen sollte.

Traditionell erfährt der Schüler weiterhin die wichtigsten Regeln zu Reiki, Behandlungsmöglichkeiten mit den entsprechenden Handpositionen (inkl. einer Behandlung). Schöne Inhalte bei größeren Kursen sind auch gut geführte Meditation und nicht zuletzt die Einweihungen in den ersten Grad Reiki.

Hier wird der Reiki-Kanal geöffnet, gereinigt, energetisch aufbereitet und „versiegelt".

Versiegeln bedeutet in diesem Fall übrigens nur, dass durch den geöffneten Kanal ausschließlich die gute und reine Reiki-Energie fließen kann.
Negative Energien können weder durch Sie noch durch Ihren Patienten übertragen werden!
Bereits mit dem ersten Grad sind Sie in der Lage, sich selbst und andere zu behandeln.

Hierbei ist wichtig anzumerken, dass wir nicht mit unserer eigenen Energie arbeiten, sondern lediglich als Kanal fungieren. Ob und inwieweit der Körper des Empfängers Reiki aufnimmt und verarbeitet, liegt nicht an uns.

Ein weiterer Vorteil ist, dass Reiki 24 Stunden täglich fließt und somit jederzeit für uns verfügbar ist.

Wir müssen lediglich die Hände auflegen – da Reiki konfessionslos ist, müssen Sie vor einer Behandlung weder beten noch meditieren.

Wenn Sie dies allerdings wünschen, so können Sie das praktizieren – Sie müssen sich dabei wohlfühlen!

Da wir als Kanal fungieren, fließt die Energie beim Übertragen auch durch unseren Körper und versorgt uns mit der universellen Energie.

Ermüdungszustände oder gar körperliche Erschöpfung sind somit ausgeschlossen, da wir NICHT mit unserer eigenen Energie, sondern ausschließlich mit der Reiki-Energie arbeiten!

8 – Wichtige Grundlagen und Tipps zum I. Grad:

- Eine Behandlung dauert in der Regel zwischen 60 und 90 Minuten – je nach Ausbildungsgrad

- Schon früher hieß es: Die Behandlung eines I. Grad Praktizierenden sollte ca. 90 Minuten dauern, die Behandlung eines II. Grad Praktizierenden ca. 60 Minuten, die Meisterbehandlung ca. 30 Minuten. Seit ich praktiziere, dauert bei mir eine Behandlung stets ca. 60 Minuten, da aus der Erfahrung heraus die tiefe Entspannung erst nach ca. 15–30 Minuten einsetzt.

- Tragen Sie (und auch Ihr Patient) bequeme Kleidung. Ferner sollten Sie vor und nach jeder Behandlung Ihre Hände waschen. Handschmuck und dergleichen sollte abgelegt werden.

- Behandeln Sie niemals andere Menschen, wenn Sie sich dabei nicht wohlfühlen oder gar krank sind.

- Jede Behandlungsposition halten Sie ca. 3–5 Minuten. Um die Zeiten einhalten zu können, stelle ich mir eine kleine Uhr an die Behandlungsliege bzw. gibt es auch sehr schöne Reiki-Musik, in denen in einem Abstand von ca. 3 Minuten ein kleines, helles Glöckchen ertönt, das den Positionswechsel anzeigt. Bleiben Sie stets – wenigstens mit einer Hand – am Patienten. Beide Beine sollten fest und gerade auf dem Boden stehen.

- Das Überkreuzen von Armen und Beinen sollte vermieden werden, da die Energie sonst nicht frei fließen kann.

- Sorgen Sie während der Behandlung für eine angenehme Atmosphäre. Wohlriechende Düfte (bitte nur 100% reine Düfte), sanfte Entspannungsmusik und gedämpftes Licht helfen dem Patienten bei der Entspannung und fördern Ihre Intuition.

- Meine Patienten packe ich sehr gut, warm und liebevoll in eine Kuscheldecke ein.   Zur leichten Kopfstütze gibt's ein bequemes, kleines Kissen mit Wechselauflage (Gästehandtuch), die nach jeder Behandlung aus Hygienegründen ausgetauscht wird. Auch in der wärmeren Jahreszeit sollten wenigstens die Füße (bis zu den Knien) zugedeckt werden.

- Da ich meine Patienten direkt mit meinen Händen behandle, wähle ich nahezu für jede Behandlung zusätzlich ätherische Duftöle.   Zu Beginn der Behandlung genügt ein kleiner Tropfen, der zwischen den Handinnenflächen verrieben wird.

- Es wird meist als sehr angenehm empfunden, wenn gut duftende Hände behandeln.Hier kann der Patient bei mir aus einer Vielzahl hochwertiger und unterschiedlicher Düften wählen – entspannendes Lavendel, erfrischende Zitrone oder ein sanfter Rosenduft …? Seit einiger Zeit arbeite ich sehr erfolgreich mit sogenannten Edelsteinölen, die je nach „Thema" des Patienten bei der Lösung von Blockaden helfen und die Heilung unterstützen.

- Wenn Sie einmal einen Bereich haben, der besonders der Energie bedarf, so legen Sie eine Hand quer auf Ihre Behandlungshand und verdecken damit quasi Ihre Finger (sieht dann aus, als würden Sie mit Ihren Händen ein T formen) – so fließt die Energie konzentrierter an einen bestimmten Punkt.

- Während der Behandlung entscheidet der Behandelte, ob er reden oder z.b. entspannen oder vielleicht sogar schlafen möchte. Alle Emotionen (Lachen, Weinen, Trauer), die sich während einer Behandlung zeigen, sind notwendig, wichtig, richtig und gut. Keinesfalls sollten Sie diese unterdrücken – ermutigen Sie vielmehr Ihre Patienten, diesen Gefühlen freien Lauf zu lassen …

- Vergessen Sie niemals, dass Sie stets den Körperkontakt zu Ihrem Patienten halten müssen. Ich selbst empfinde jegliche Unterbrechung als energetisch „schmerzhaft". Oftmals wird auch die entspannende Wirkung von Reiki unterschätzt. Die einzige Verbindung, die Ihr Patient zum Hier und Jetzt (zur Erdung) hat, erfolgt über Ihren Handkontakt. Also immer schön eine Hand nach der anderen beim Positionswechsel verändern!

- Auch nach der letzten Behandlungsposition (Fußsohlen zum Erden) bleiben Sie mit Ihrem Patienten in Kontakt. Massieren oder streicheln Sie sanft einen Arm oder den Rücken Ihres Patienten.

  Wenn Sie das Gefühl haben, dass Ihr Patient wieder im Hier und Jetzt ist, dürfen Sie den Kontakt beenden. Vergessen Sie hierbei niemals, dass auch Sie Reiki erhalten haben.

  Aus diesem Grund sollten auch Sie sich bei Ihrem Patienten bedanken.

- Es darf niemand behandelt werden, der das nicht möchte – also bitte vorher immer um Erlaubnis fragen! Dr. Usui selbst fragte die Patienten VOR der Behandlung stets: „Bist Du sicher, dass Du Heilung erfahren möchtest?"

- Reiki fließt nach Ihrer Einweihung immer, dafür brauchen Sie nichts Besonderes zu tun. Beginnen Sie einfach, indem Sie Ihre Hände auflegen. Falls Sie möchten, können Sie natürlich vor einer Behandlung eine kurze Meditation praktizieren oder ein Gebet sprechen.

- Um Reiki zu erfahren, muss man nicht daran glauben. Die Reiki-Energie zu spüren, ist von Behandlung zu Behandlung unterschiedlich. Ferner ist es möglich, dass Sie warme Hände haben und Ihr Patient hierzu eine andere Wahrnehmung hat. Das ist absolut normal. Die meisten Praktizierenden verspüren ein angenehm warmes, leichtes Kribbeln in Händen und Fingern. Manchmal dauert es auch ein wenig länger, bis der Energiefluss spürbar wird. Bei mir selbst vergingen knappe sechs Monate bis ich gut in der Lage war, die Energie zu spüren.

- Verwenden Sie keinen Reikigrad, um sich selbst oder anderen einen Vorteil zu verschaffen. Alles ist gut und richtig, so wie es ist und kommt. Alles ist Teil eines Prozesses und Ihrer Lebensaufgabe. Ausnahmeregel: ältere, pflegebedürftige Menschen, Behinderte und Komapatienten – wobei ich auch hier meine Behandlung sofort einstellen würde, sobald ich einen Widerstand fühle oder mir jemand deutlich zu verstehen gibt, dass er keine Berührung/Behandlung wünscht !

- In Notfällen (z.B. als Erste-Hilfe-Maßnahme bei einem Unfall) sind Sie sogar gesetzlich zur Hilfe verpflichtet und müssen den Verletzten nicht um Erlaubnis fragen!

- Kinder dürfen nur behandelt werden, wenn die Eltern damit einverstanden sind. Kinder zeigen sehr deutlich auf, WO und WIE LANG sie behandelt werden möchten. Vertrauen Sie auf die Natürlichkeit eines Kindes und vergessen sie dabei nicht, dass es z.b. kaum kein Kind unter 12 Jahren gibt, das sich freiwillig 60 Minuten entspannt auf eine Behandlungsliege legt ;o). Kinder und Reiki – hier ist vor allem Ihre Intuition gefragt. Kinder reichen oft schon wenige Minuten zum Regenerieren und Energieauftanken aus.

- Auch Tiere und Pflanzen lieben Reiki – verlassen Sie sich auch hier auf Ihre Intuition. Meine Pflanzen bekommen mit Anschaffung ca. 5–10 Minuten Reiki – meine Tiere holen sich in jeder freien Minute genau die Reiki-Energie, die sie brauchen.

- Nach einer Reiki-Behandlung sollte nicht geduscht werden, da die Energie über den physischen Körper auch in den Ätherkörper eindringt. Dies kann – je nach Konstitution des Patienten – bis zu 12 Stunden dauern. Sollten Sie dennoch duschen, passiert sicher nichts Schlimmes – Sie werden danach lediglich das wohlig-warme und entspannenden Gefühl von Reiki vermissen …

- Vorteilhaft für die Heilung ist es, wenn mit Reiki eine Basis, sprich eine Heilungsgrundlage, geschaffen wird. Das bedeutet, dass Sie stets mit einer 4er Behandlung beginnen sollten. 4 Behandlungen an 4 aufeinander folgenden Tagen sorgen für einen 21-tägigen Reinigungsprozess auf allen Ebenen. Die Behandlungszeiten können Sie flexibel gestalten, die Behandlungstage müssen aufeinander folgend sein. Während der Reinigungsphase sollte nur in Notfällen behandelt werden, da der Körper Zeit braucht, um seine Heilarbeit aufzunehmen. Nach dieser Zeit können Sie selbst entscheiden wie oft Sie eine Reiki-Behandlung in Anspruch nehmen möchten.

TIPP: Die meisten meiner Patienten kommen in einem Quartals- bis Halbjahresrhythmus (ca. alle 3 Monate oder 2 x im Jahr eine 4er Behandlung) zu mir – zwischen den Zeiten nach Bedarf!

- Mit der letzten 4er Behandlung setzt dann der 21-tägige Reinigungsprozess ein. Hier können sich durchaus sog. Heilreaktionen in Form von Hautunreinheiten, Veränderung der Stuhlkonsistenz, hellerem oder dunklerem Urin, vermehrte Müdigkeit, geringere Belastbarkeit usw. zeigen. Sorgen Sie in dieser Zeit gut für sich. Trinken Sie mind. 2–3 Liter Flüssigkeiten am Tag (Wasser, Tee, verdünnte Säfte). Unterstützen Sie Ihren Körper gut und legen Sie sich auch mal hin, wenn Ihnen danach ist. Der Körper heilt und regeneriert in dieser Zeit. Aus diesem Grund ist es besonders wichtig, gerade in der Zeit auf die Reaktionen Ihres Körpers zu achten!

- Auf sonstige Gewohnheiten, wie z.B. mal ein Gläschen Wein oder eine Zigarette, muss nicht zwingend verzichtet werden.

- Behandeln Sie niemals direkt nach einer Operation – warten Sie stets ab, bis der Patient wieder bei klarem Bewusstsein ist.

- Bedenken Sie, dass sich die Heilzeit bei Wunden und Knochenbrüchen um die Hälfte verkürzen kann. Falls Sie sich oder andere Menschen während dieser Zeit mit Reiki behandeln, sollte der Heilungsfortschritt regelmäßig durch einen Arzt überprüft werden. Nicht selten könnten schon Fäden oder Gipsverbände erheblich weniger Zeit entfernt und abgenommen werden. Reiki fließt übrigens auch problemlos durch Verbände, Gips und sonstige Kleidung.

- Narkosemittel können bei der gleichzeitigen Gabe von Reiki verändert wirken. Wenn Sie z.B. eine Betäubungsspritze beim Zahnarzt erhalten, legen Sie als Praktizierender bitte nicht gleichzeitig die Hände auf – tun Sie dies erst nach Beendigung Ihrer Behandlung.

- Falls Sie sich als Behandler nach einer Reiki-Behandlung ausgelaugt fühlen, fragen Sie sich bitte, ob Sie gut für SICH gesorgt haben? Hatten Sie eine bequeme Körperhaltung? Sitzen Sie gut und locker zu ihrem Patienten? Eine gute Liege und ein bequemer Rollhocker (mit dem Sie ganz einfach zum Positionswechsel um ihren Patienten herumflitzen können) sind die halbe Miete.

- Bedanken Sie sich auch immer bei Ihrem Patienten, denn indem Sie Reiki geben, haben Sie selbst auch Reiki empfangen (Kanalfunktion!).

- Alle Einweihungen – unabhängig der Ausbildungsstufe – sollten von Ihrem Lehrer mit einem speziellen Einweihungsöl vollzogen werden. Nur dann werden diese von der Tradition anerkannt. Die Frage, ob Ferneinweihungen funktionieren oder gültig sind, stellt sich somit nicht.

- Wenn Sie während der Behandlung an einigen oder bestimmten Stellen eine veränderte Wahrnehmung (z.B. warm oder kalt) haben, können Sie sich am Ende des Büchleins in der Rubrik „Botschaften der Seele" ein wenig umsehen und nachlesen, welche Botschaft Ihnen Ihr Körper mit dieser Wahrnehmung senden möchte …

- Reiki macht ehrlich und wird Sie im Laufe Ihres Praktizierens immer wieder auf neue Wege, Ideen und Möglichkeiten bringen. Stets zu Ihrem Wohl!

- Und vergessen Sie bitte nie: Heilung geschieht ohne unser Zutun! Sie müssen weder an etwas Bestimmtes denken noch glauben oder etwas Außergewöhnliches vollbringen.
Nicht wir schenken Heilung, sondern der Patient heilt sich durch die Reiki-Energie, die durch unsere Hände fließt bestenfalls selbst.

9 – Die Reiki-Behandlungspositionen

Kleine Wiederholung – Vor der Behandlung:

- Vor dem Behandeln Hände waschen, evtl. Duftöl verwenden!

- Sitzen Sie locker und vor allem bequem zum Patienten!

- Die Hände werden locker und leicht auf den Körper des Patienten aufgelegt!

- Die Finger dürfen leicht geöffnet sein – wichtig ist, dass Sie sich dabei keinesfalls verkrampfen!

- Verlieren Sie keinesfalls den Körperkontakt zum Patienten!

- Jede Position halten Sie ca. 2–5 Minuten (je nach Ausbildungsstufe)!

- Wichtig ist nicht, WIE Sie Ihre Hände positionieren – sondern wohin Sie Ihre Hände – also auf welchen Bereich Sie Ihre Hände legen!

- Wenn Sie beten oder kurz meditieren möchten, können Sie dies nun tun!

1. Beginnen Sie stets mit den Augen. Sie sitzen am Kopfende Ihrer Behandlungsliege und legen mit der ersten Position Ihre Hände ganz locker und leicht auf die Augen des Patienten!

2. Nächste Position: die Ohren – erst die eine Hand, dann die nächste Hand!

3. Legen Sie nun die Hände ganz sanft auf den Hals,

4. dann auf die äußeren Schultern,

5. weiter am Brustansatz (hier können Sie die Hände von hinten V-förmig auflegen)!

6. Jetzt rutschen Sie mit Ihrem Stuhl um den Patienten und legen die Hände unterhalb der Brust auf!

7. Von nun an wandern Ihre Hände für die nächsten 2–3 Positionen immer eine gute Handbreit weiter!

8. Die Hüften,

9. V-Position am Unterbauch (Achtung: bei Männern bitte nicht direkt auf den Genitalien behandeln!)

10. Ab dieser Position gehen Sie von Position zu Position wieder jeweils eine Handbreit weiter in Richtung Füße (in der Regel sind das 2–3 Positionen bis zu den Knien, dann die Knie selbst und wieder 2–4 Positionen bis zu den Füßen)!

11. Nun soll sich der Patient umdrehen – bitte bleiben Sie mit einer Hand am Körper des Patienten – dazu gehört ein wenig Übung ;o)

12. Nun behandeln Sie den Hinterkopf,

13. die inneren Schultern,

14. ab hier wieder jeweils eine Handbreit weiter bis zu

15. den äußeren Pobacken (auf der Vorderseite hatten wir hier die Hüften)!

16. Dann die sog. T-Position – bitte hier ganz sanft und mit leichtem Druck an der Pofalte „drücken", eine Hand legen sie quer über Ihre Hand!

17. Ab hier wieder jeweils eine Handbreit weiter (in der Regel wie auf der Vorderseite) und abschließend dann die

18. letzte Position = Fußsohlen – diese Position dient dem Erden und sollte wenigstens 5 Minuten behandelt werden!

Wenn Sie mit Ihrer Behandlung fertig sind, bleiben Sie noch ein Weilchen im Körperkontakt!

Nicht selten wird die entspannende Wirkung von Reiki unterschätzt – da spreche ich aus eigener Erfahrung.

Geben Sie dem entspannten Kreislauf ausreichend lang die Möglichkeit, wieder in Schwung zu kommen.

10 – Reiki geben und nehmen . . .

Abschließend sollten Sie daran denken, dass Sie sich mit einer Reiki-Behandlung immer zweifach um einen Ausgleich kümmern sollten.

Sie geben Reiki und empfangen gleichzeitig Reiki. Diese Tatsache regelt den energetischen Ausgleich. Der zweite Ausgleich ist materiell, denn wir leben in einer Welt, in der wir für Dienstleitungen und dergleichen bezahlen.

Behalten Sie stets die Tatsache im Auge, dass die Erfahrungen, Möglichkeiten und auch eine evtl. Heilung durch Reiki unbezahlbar sind und Sie „nur" für Ihren Zeitaufwand eine entsprechende Entlohnung bekommen bzw. fordern sollten.

Das kann von Freunden und Bekannten z.b. ein Blumenstrauß, ein Büchergutschein, eine Einladung ins Kino oder zum Essen sein. Falls Sie jemanden kennen, der ebenfalls Reiki praktiziert, behandeln Sie sich im gegenseitigen Wechsel.
Wichtig ist, dass SIE sich bei der „Bezahlung" immer wohlfühlen!

Für evtl. Kunden, bleiben Sie bitte im grünen Bereich der finanziellen Möglichkeiten – Reiki sollte niemals zu einem Luxusgut werden, das sich nur noch Besserverdiener oder reiche Menschen leisten können.

Wie heißt es so schön in den Lebensregeln?

Verdiene Dein Brot ehrlich …

Eine kleine Geschichte …

Gleich zu Beginn meiner Reiki-Arbeit durfte ich zwei sehr wichtige Erfahrungen für meinen weiteren Lebensweg machen.

Erst die Geschichte mit einer guten Freundin, der ich zum Geburtstag eine 4er-Behandlung schenkte.

Am Ende dieser vier Tage stand sie nach der letzten Behandlung wutentbrannt auf und beschimpfte mich aufs Übelste, dass ich für „Etwas" (=Reiki), was uns das Universum kostenlos bietet, Geld verlange; soviel dazu: Reiki macht ehrlich :o).

Damals war ich selbst noch sehr unsicher und konnte mich in dieser Situation – noch dazu war meine „Freundin" gut 15 Jahre älter als ich – behaupten.
So gab ich schließlich auf.
In allen Punkten der „Anklage" bekannte ich mich schuldig und versprach – ordentlich und brav wie ich damals war – in Zukunft kein Geld und auch keine sonstige Entlohnungen für meine Reiki-Arbeit zu nehmen.

Kurz darauf kam eine Frau zu mir.
Sie habe von mir und meinen „Erfolgen" gehört und wolle sich nun von mir behandeln lassen.
Die Frau erzählte weiter, dass sie Leukämie im Endstadium hätte und ich quasi ihre letzte Hoffnung wäre. Sie wäre allein erziehend, hätte keine Familie mehr und noch drei kleine Kinder zu versorgen.

Natürlich wollte die Dame auch wissen, welche Kosten denn dabei entstehen würden.

Reumütig wie ich nach der „frischen Kopfwäsche" meiner Freundin war, sagte ich: „Die Sitzungen kosten selbstverständlich nichts!"

Die Frau war über diese Aussage sehr glücklich und versprach mir hoch und heilig, dass ich auf jeden Fall zum Schluss der gesamten Behandlung eine Entlohnung bekommen würde.
Das wäre ihr sehr wichtig!

Unter dem Aspekt, dass ich nichts versprechen könne, begannen wir bereits am Nachmittag mit der Heilarbeit.

So vergingen Monate über Monate.

Bereits nach einem halben Jahr zeigten sich die ersten Erfolge.
Die Ärzte stellten bei der vermeintlich todgeweihten Frau fest, dass die Metastasen (Krebszellen) bereits um 80% zurückgegangen wären – und dies ohne medikamentöse Behandlung und Chemotherapie.

Freude keimte in uns beiden auf.

So wie ich halt war bzw. bin, legte ich mich nun erst recht ins Zeug.
Ich war davon überzeugt, dass die Frau es zusammen mit Reiki schaffen würde, sich ganz zu heilen!

Weitere 12 Monate vergingen, in denen ich die Frau durchschnittlich nun 4- bis 5-mal pro Woche behandelt habe.
Natürlich – wie versprochen – umsonst.

Dann kam die Erlösung und freudige Mitteilung, dass sie in den Augen der Medizin und der Ärzte geheilt wäre.

Wir haben uns beide richtig feste gefreut und lagen uns lange weinend und glücklich in den Armen.

Als sich die ganze Anspannung der letzten Wochen und Monate so richtig gelöst hatte, meinte sie, dass sie mich nun – da sie ja geheilt war – nicht mehr brauchen würde.

Sie bedankte sich ganz herzlich für meine aufopfernde Unterstützung, die unzähligen Behandlungen und die Zeiten, in denen ich ihr stets auch ein offenes Ohr für ihren Kummer geschenkt hatte.

Die überreichte mir freudestrahlend einen großen, roten Umschlag mit den Worten: „Bitte öffnen Sie diesen Umschlag erst wenn ich weg bin und bitte lassen Sie sich Zeit beim Lesen!"

Mit diesen Worten verabschiedete sich die Frau und verließ meine Wohnung.

In freudiger Erregung öffnete ich den Umschlag.
Darin befand sich – das war es, was ich zuerst aus dem Umschlag zog – eine wunderschöne, handverzierte Karte mit einem liebevoll gezeichneten Gedicht, umrahmt von unzähligen kleinen Blümchen und Herzchen.
Es war auch Geld in dem Umschlag und an dieser Stelle frage ich meine Kursteilnehmer immer, was sie glauben, wie viel Geld sich in dem Umschlag der Dame befand.

Nur nochmals zur Erinnerung:
Die Behandlung dauerte gut und gerne anderthalb Jahre bei durchschnittlich 4 Behandlungen pro Woche.

Raten Sie mal und blättern Sie erst um, wenn Sie einen Tipp haben wie viel Geld sich im Kuvert befand?!

Vielleicht können Sie sich annähernd meine Enttäuschung vorstellen, als ich einen FÜNF-DM-SCHEIN aus dem Umschlag zog?!

Fassungslos blickte ich auf den Geldschein, schüttelte immer und immer wieder das Kuvert in der Hoffnung, es mögen noch ein paar mehr Scheinchen herausfallen.

Nichts! Mehr wollte dieses dumme, rote Kuvert einfach nicht hergeben.

Enttäuschung und auch Wut machten sich tief in mir breit.

In meiner ganzen Verzweiflung rief ich bei meiner Reiki-Lehrerin an, erzählte ihr voller Emotionen diese unglaubliche Geschichte.
Und was tat sie?
Sie schwieg ganz einfach still in den Telefonhörer.

Auf mein Nachfragen hin meinte sie nur, dass ich mich nicht beschweren solle, denn offensichtlich hätte ich bekommen, was ich wollte.
Eigentlich sogar mehr, denn ich wollte ja nichts.
Damit war für sie das Gespräch beendet.

Damals fühlte ich mich mehr als unverstanden.

Die Wochen danach ging ich immer und immer wieder in Meditation, schickte Reiki in die Situation, bis mir endlich klar wurde, dass meine Patienten niemals für Reiki haben bezahlen müssen.
Meine Bezahlung bestand in der Entlohnung meines Zeitaufwandes – nicht mehr und nicht weniger.

Oder arbeiten Sie umsonst?
Wenn ja, dürfen Sie noch heute bei mir anfangen …

Die Moral dieser Geschichte ist, dass niemand – und auch ich nicht – umsonst arbeiten muss.

Der Weg zu dieser Erkenntnis war steinig und hart. Dennoch habe ich es geschafft!

Seit dieser Zeit habe ich meinen Wert, den ich natürlich im Laufe der Jahre an meine Weiterentwicklung angepasst habe.

Dennoch entlohnen Sie auch heute in meiner Praxis nicht die Leistung, sondern „nur" den Zeitfaktor. Egal ob Sie Therapie oder eine Reiki-Behandlung in Anspruch nehmen. Das Stundenhonorar ist immer gleich.

Nach diesem heilsamen Erlebnis habe ich übrigens mit 10 DM Stundenhonorar begonnen. Einmal, weil ich noch jung und unerfahren als Reiki-Anfänger war und ferner hatte ich einen guten Job und musste von meinen Reiki-Einnahmen nicht zwingend leben.

Auch heute noch trage ich die Überzeugung in mir, dass die Erfahrung und Behandlung mit Reiki ein bezahlbarer Prozess bleiben sollte.

Den 5-DM-Schein trage ich noch heute zur Erinnerung und als Glückbringer in meinem Geldbeutel …

Ich habe die Frau nie wiedergesehen und weiß nicht, was aus ihr geworden ist.

Für diese wunderbare Erfahrung bin ich ihr noch heute sehr, sehr dankbar!

10 – Der II. Grad REIKI

Mit dem II. Grad erhalten Sie nicht nur weitere Einweihungen, sondern auch die Möglichkeit, mittels Symbolen die Reiki-Energie über Raum und Zeit hinauszusenden. Ob zu Menschen oder in Situationen – alles ist möglich!

Fernreiki ist allerdings nur dann sinnvoll, wenn es nicht möglich ist – z.b. bei große Entfernung zwischen Sender und Empfänger oder Urlaubsreisen – eine Behandlung in Anspruch zu nehmen. Eine direkte Behandlung ist – wenn möglich – stets vorzuziehen.

Ferner erhalten Sie die wunderbare Chance – Reiki kennt keine Zeit und keinen Raum – bestimmte Situationen mit der Reiki-Energie zu versorgen; sowohl für die Vergangenheit als auch die Zukunft. Senden Sie Reiki in die Situation eines vergangenen Streitgespräches, einer unangenehmen Situation in der Vergangenheit oder in eine bevorstehende Behandlung, ein Vorstellungsgespräch oder eine Prüfungssituation.

Beispiel:

Falsch: Ich sende mir Reiki in ein Vorstellungsgespräch, um die gewünschte Stelle zu erhalten (hier würde die Situation manipuliert!).

Richtig hingegen ist: Reiki in ein Vorstellungsgespräch zu senden und damit darauf zu vertrauen, dass das Richtige geschieht. Reiki wird niemals schaden. Reiki sorgt vielmehr dafür, dass das Richtige zum richtigen Zeitpunkt geschieht. Unabhängig davon, wie oft Sie eine Situation mit der Reiki-Energie versorgen.

Die Grundregeln vom I. Grad bleiben bei der II. Ausbildungsstufe gleichfalls erhalten – ohne Ausnahme.

Kein Mensch darf Reiki bekommen, der es nicht möchte.

Falls Sie einmal unsicher sind oder nicht wissen, ob der Empfänger Reiki möchte, haben Sie immer noch die Möglichkeit, die Reiki-Energie in diese Situation zu senden.

Wir arbeiten im II. Grad mit drei Symbolen.
Ich verzichte hier darauf, Symbolnamen zu nennen. Eingeweihte wissen, um welche Symbole es sich handelt. Ebenfalls werden Sie keine Abbildungen der Symbole finden. Diese sind über 2500 Jahre alt und heilig. Die Tradition fordert hier „Geheimhaltung".

Sie erfahren das Verstärkungssymbol. Mittels dieses Symbols können Sie sich selbst an die höhere Energie des II. Grades „anschließen" und Ihren Energielevel erhöhen. Dieses Symbol darf großzügig verwendet werden und hat einen breiten Wirkungskreis.
Näheres unter Tipps zum II. Grad.

Das Mentalsymbol wird als besonders heilig angesehen und sollte nur „sparsam" verwendet werden.
Mittels dieses Symbols ist eine tiefe und umfassende Heilung auf der mentalen und emotionalen Ebene möglich. Die Heilungsmöglichkeiten auf der Mentalebene erläutere ich hier nicht, da es sich hier um einen sehr tiefen und wichtigen Prozess handelt, der nur persönlich, d.h. in einem Kurs, vermittelt werden sollte.

Das Fernsymbol dient zur Grenzüberschreitung von Raum und Zeit.

Wann immer Sie Fernreiki senden, benötigen Sie dieses Symbol.

Alle drei Symbole werten Lebensmittel und Gegenstände (z.B. Räucherstäbchen, Kerzen, Edelsteine usw.) energetisch auf und können für den eigenen Schutz als auch zur Raumharmonisierung verwendet werden.

12 – Wichtige Grundlagen und Tipps zum II. Grad:

1. Schaffen Sie sich zum Reiki-Senden immer ein harmonisches und vor allem angenehmes Ambiente. Gerade bei dieser Form der energetischen Arbeit sollten Sie viel Wert auf Ruhe und innere Ausgeglichenheit legen. Die Regeln vom I. Grad sind auch bei der Ausübung des II. Grad vollumfänglich einzuhalten.

2. Sie haben mit der Fernbehandlung die Möglichkeit, zwischen zwei „Behandlungsformen" zu wählen:

   - Geben Sie eine Fernbehandlung in der gleichen Art und Weise, wie Sie es von den Behandlungspositionen des I. Grades her kennen. Diese Variante entspricht einer normalen Behandlung nur mittels Fernreiki und ohne direkten Körperkontakt.

   - Sie haben ein Foto des Reiki-Empfängers und können dieses zwischen Ihre Händeflächen legen oder die Hände auch direkt auf das Foto auflegen. Die Reiki-Energie wird bei dieser Behandlungsvariante automatisch in alle bedürftigen Bereiche fließen.

3. Wenn Sie mit den Symbolen arbeiten, vergessen Sie nicht: Jedes Symbol wird einmal in die Luft „gezeichnet" und erst mit Aussprechen des Namens aktiviert.

4. Alle Symbole sind „heilig" und dürfen nur in Gegenwart eines Reiki-Meisters auf Papier gezeichnet werden. Aus diesem Grund sollten alle Symbole in einem Kurs ausgiebig geübt werden.

5. Je größer das Symbol im Verhältnis zum Objekt (z.B. Wunde an der Hand) – desto größer ist seine Wirksamkeit.

6. **Vor** einer Reiki-Behandlung sollten Sie sich immer mit dem Verstärkungssymbol an die höhere Energie des II. Grades anschließen.

7. Sie können – selbst in Notsituationen – die Symbole niemals vergessen, da Sie auf alle drei Symbole auch eine Einweihung erhalten. In Ihrem Energiekörper sind die Symbole stets für Sie verfügbar.

8. Alles, was Sie mit Ihrem Herzen tun, wird seine Wirkung nicht verfehlen – auch Reiki nicht.

9. Haben Sie Geduld und Vertrauen in Ihre Arbeit mit Reiki – wenn die Energie einmal nicht so frei fließt, hat das sicher seinen Grund.

10. Senden Sie niemals einem Menschen Reiki während einer Operation. Sie können gerne in die Situation der Operation Reiki senden. Ansonsten warten Sie bitte auch nach einer OP ab, bis der Patient wieder klar bei Bewusstsein- und ansprechbar ist.

11. Schönes Ritual: Am Hl. Abend (24.12.) und auch an Silvester (31.12.) jeweils um 21:00 Uhr MEZ senden ALLE Menschen weltweit, die über den II. Reiki Grad verfügen, unserer Erde die Reiki-Energie. Es ist ein unbeschreiblich schönes Gefühl, wenn man mit so vielen Menschen zeitgleich verbunden ist!

12. Unserer Erde wird es auch sicherlich nicht schaden, wenn Sie zwischendurch mal ein paar Minuten Zeit haben und Energie senden

13. Bevor Sie das nächste Mal Ihre Energie in heiße Diskussionen über unsere Politik oder das allgemeine Weltgeschehen investieren, senden Sie in diese Situationen ein paar Minuten Reiki und geben dann alles Weitere nach „oben" ab …

13 – Fernreiki senden

Setzen Sie sich hierzu bequem hin.
Sorgen Sie für ein störungsfreies und harmonisches
Umfeld. Wenn ich Fernreiki sende, zünde ich mir gerne
eine gute Duftkerze an und dunkle den Raum etwas ab.
Gedämpftes Licht fördert die Intuition und hilft beim
Verbinden mit den Symbolen.

Beginnen Sie mit Fernreiki, indem Sie vor sich das
Fernsymbol in die Luft zeichnen oder vor Ihrem inneren
Auge visualisieren.
Legen Sie die Hände symbolisch auf und aktivieren Sie
das Symbol, indem sie den Namen – laut oder auch in
Gedanken – aussprechen.

Nennen Sie nun den vollständigen Namen der Person,
der Sie Reiki senden möchten oder denken Sie an die
Situation, die Sie mit der Reiki-Energie versorgen
möchten.

Denken Sie bei Situations-Reiki bitte nicht zu
kompliziert. Sie müssen weder Ort, Zeit, Datum und
Namen der Beteiligten nennen. Reiki ist einfach und
schlicht.
Wenn Sie wissen, **wo** Reiki wirken soll, wird die
Energie ihren Weg dorthin finden.

Legen Sie die Hände nun ganz locker und leicht – mit
den Handflächen nach oben – auf Ihre Oberschenkel.
Wenn Sie spüren, dass die Energie zu fließen beginnt
(das kann u. U. einige Minuten Zeit in Anspruch
nehmen), beginnen Sie mir Ihrer Behandlung (wie oben
beschrieben) oder senden Sie Reiki in die Situation aus
Vergangenheit oder Zukunft.

Eine normale Behandlung dauert zwischen 60 und 90 Minuten, eine Behandlung mittels eines Fotos sollte – je nach Wunsch – zwischen 20 und 90 Minuten (bei Bedarf auch länger) dauern.
Situations-Reiki sollte mindestens 20 Minuten betragen.
Sie beenden den Kontakt, indem Sie sich vorstellen, dass die Person oder Situation sich in einer kugelrunden Hülle befindet.
Legen Sie seitlich dieser imaginären Hülle Ihre Hände auf.
Zeichnen Sie hier wieder symbolisch oder visualisierend das Verstärkungssymbol auf.

Meine Fernkontakte beende ich wie folgt:

„Ich danke Dir liebe/r (hier nennen bzw. benennen Sie den Namen der Person oder Situation), dass ich dir Reiki senden durfte.
Ich bedanke mich auch ganz herzlich bei der Reiki-Energie. Ich schicke Dir liebe/r (hier nennen Sie wieder den Namen) Reiki, Licht und Liebe und übergebe dich in deine momentane Situation zurück!"

Der letzte Satz entspricht – ebenso wie bei der regulären Behandlung die letzte Position „Fußsohlen" dem Erden.

Danach verweile ich noch einige Minuten in dieser Position, um mir anschließend – natürlich nur symbolisch – kräftig die Hände zu waschen und auszuschütteln.

Dieses Ritual beendet den Fernkontakt.

14 – Raumreinigung und Raumharmonisierung

Sie haben mit dem II. Grad auch die wunderbare Möglichkeit erhalten, Räume, Häuser und Wohnungen energetisch zu reinigen und aufzuwerten.

Eine komplette, energetische Reinigung empfehle ich zweimal im Jahr.
Mein Zuhause wird einmal im Frühjahr (als Krönung meines Führjahrsputzes) und im Herbst gereinigt.

Einzelne Zimmer, wie z.B. das Schlafzimmer, Kinderzimmer und den Praxisraum, reinige ich täglich.
Auch empfiehlt es sich, nach einem Streitgespräch den Raum entsprechend zu reinigen.

Beginnen Sie bei einem Haus immer von oben nach unten.
Also vom Speicher in den Keller.
Kein Raum sollte hierbei ausgelassen werden (nicht einmal der Tankraum, falls Sie über einen solchen verfügen).

Falls Sie eine Wohnung bewohnen, beginnen Sie in irgendeinem der Zimmer.

Ob Sie die Raumreinigung „nur" mit Ihren Händen vollziehen oder hierzu ein (angezündetes) Räucherstäbchen verwenden, obliegt Ihren Gewohnheiten.

Ich selbst liebe gute Düfte und verwende diese entsprechend zum Reinigen – mein Sohn mag das weniger. Hier arbeite ich „nur" mit meinen Händen.
Die Wirkung bzw. Wirkweise ist zu 100% identisch!

Gehen Sie hier wie folgt – Zimmer für Zimmer – vor:
In die Mitte des Zimmers zeichnen Sie das Fernsymbol
(bitte großzügig und so weit oben wie möglich
beginnen) in die Luft (Sie können auch visualisieren) –
legen Sie symbolisch Ihre Hände auf und aktivieren Sie
das Symbol, indem Sie den Namen laut oder
gedanklich aussprechen.
Dann gehen Sie von Zimmerecke zu Zimmerecke (Sie
können in jeder beliebigen Ecke beginnen) und
„zeichnen" hier das Verstärkungssymbol.
Einmal so verfahren, haben Sie den Raum energetisch
gereinigt.
Praktizieren Sie das Ritual ein zweites oder gar drittes
Mal, werten Sie den Raum energetisch auf.
In der Regel genügt die Aufwertung einmal – für den
Fall, dass Sie eine Praxis, ein Büro oder eine sonstige
Einrichtung betreiben, für die Sie viel Kreativität
benötigen, können Sie diesen Vorgang beliebig oft
wiederholen.
Beschränken Sie sich in Schlafzimmern und
Ruheräumen auf das Reinigen, da Sie in diesen
Zimmern normalerweise eher entspannen oder
schlafen sollten ;o)

Gehen Sie in allen weiteren Räumen wie beschrieben
vor.
Die Häuser und Räume von Bekannten können Sie per
Fernreiki wie oben beschrieben auch über eine größere
Distanz „reinigen".
Hierzu benötigen Sie lediglich einen korrekten Auszug
aus einem Bauplan – wichtig ist hier, dass Wände und
damit auch die Ecken korrekt eingezeichnet wurden.
Alternativ kann die Wohnung (mit allen Zimmern) auch
auf ein Blatt Papier aufgezeichnet werden.
Maßstabsgetreu muss diese Ausfertigung nicht sein.

15 – Der Reiki-Schutz

Für den Reiki-Schutz müssen Sie nichts weiter zu tun, als sich vorzustellen, dass Sie oder eine andere beliebige Person sich in einer komplett, geschlossenen Hülle (wie z.B. ein Luftballon) befinden.

Welche Farbe assoziieren Sie mit dem Wort SCHUTZ?

Diese Farbe, welche auch immer nun in Ihren Gedanken ist, können Sie in und um die Hülle herum visualisieren.

Danach „zeichnen" Sie alle drei Symbole auf diese Hülle – mit dem jeweiligen Aussprechen (tatsächlich oder gedanklich) des Symbolnamens haben Sie den Schutz aktiviert.

Dieser Schutz hält in der Regel bis zu 12 Stunden an. Danach sollte dieser erneuert werden.

Falls Sie zwischendurch bemerkten, dass der Schutz „durchlässig" wird – was oftmals bei anstrengenden Gesprächen der Fall ist – können Sie diesen beliebig oft wiederholen.

Selbstverständlich können mit diesem Ritual auch ganze Häuser, Autos, Züge, Flugzeuge und dergleichen „geschützt" werden.

Mein Sohn praktiziert dieses Ritual seit seiner Kindheit vor dem Schlafengehen.
In diese Schutzhülle kommen alle ihm wichtigen Menschen inkl. aller unserer Tiere.
Erst dann kann er ganz entspannt und ruhig einschlafen, da er alle, die er liebt, gut behütet und beschützt weiß ;o)

16 – Energetisches Aufbereiten von Lebensmitteln und Edelsteinen

Lebensmittel und Gegenstände können ebenfalls sehr einfach energetisch aufbereitet werden. Jede neue Kerze, die ich kaufe, versehe ich nach und nach mit allen Symbolen.

Gehen Sie wie folgt vor:

Nehmen Sie den Gegenstand in die Hand oder legen Sie diesen vor sich auf einen Tisch. Beginnend stets mit dem Fernsymbol, dem Mentalsymbol und abschließend das Verstärkungssymbol, egal ob Sie eine Kerze oder einen Edelstein tingieren (aufbereiten) möchten.

Ebenso verfahren Sie mit Lebensmitteln und/oder anderen Gegenständen. Lebensmittel werden so (meiner Erfahrung nach) viel bekömmlicher.

Bedenken Sie bitte, dass alles, was Sie aufwerten möchten, natürlichen Ursprungs sein sollte.

Gegenstände aus z.B. Kunststoff, Plastik usw. sollten nicht tingiert werden.

17 – Reiki in der Praxis

Bitte vergessen Sie bei all Ihrer Euphorie um Reiki nicht, dass alle Erkenntnisse rund um Reiki als auch in diesem Büchlein hauptsächlich

- aus alten Überlieferungen stammen,

- von vielen (tausenden) Praktizierenden weitergegeben wurden,

- und natürlich auch auf meinen eigenen, langjährigen Erfahrungen beruhen.

Im Sinne der Wissenschaft ist Reiki weitgehend noch nicht belegbar, wenngleich ich die letzten Jahre zunehmend immer mehr Ärzte, Doktoren, Professoren und ähnliche Berufsgruppen in meinen Seminaren kennenlerne.

Seit Beginn meiner Reiki-Zeit vertrete ich den Standpunkt, dass ich niemanden von oder mit Reiki überzeugen muss.
Das sehe ich nicht als meine Aufgabe.
Entweder Sie überzeugen sich selbst oder nicht.

Es gibt viele Wege und ob Reiki Ihr Weg ist oder sein wird, werden Sie zur richtigen Zeit herausfinden.

Im Jahr 2007 veröffentlichten einige US-Universitäten interessante Studien mit verblüffenden Erkenntnissen und Erfahrungen rund um Reiki (im Internet recherchierbar!)

Falls Sie sich selbständig machen möchten, wenden Sie sich bezüglich der Beratung in Bezug auf eine Selbständigkeit bitte an einen Fachmann.

Dennoch möchte ich Ihnen als Heilpraktikerin und langjährig Praktizierende einige hilfreiche Anfängertipps mit auf Ihren Weg geben:

- Für die Ausübung von Reiki ist seit 2004 keine Heilerlaubnis (HPG) mehr erforderlich. Seit Neuestem fordern jedoch einige Gesundheitsämter die Heilerlaubnis ab dem Meistergrad. Bitte fragen Sie hierzu in Ihrem Gesundheitsamt nach.

- Sie benötigen für die Eröffnung einer Reiki-Praxis meist einen Gewerbeschein – es gibt einige Sonderregelungen, bei dem kein Gewerbeschein notwendig ist, diese können Sie bei Ihrem zuständigen Gewerbeamt erfragen.

- Bitte beachten Sie, dass nur Ärzte und Heilpraktiker „behandeln" dürfen. Nennen Sie Ihre Tätigkeit z.B. Reiki-Sitzung, Energiesitzung, Reiki-Austausch oder Ähnliches … Ihrer Kreativität sind hier keine Grenzen gesetzt, solange Sie das Wort „Behandlung" nicht verwenden.

- Reiki ist übrigens besonders für heilende Berufsgruppen, wie z.B. Ärzte, Hebammen, Krankenschwestern, Altenpfleger, Kosmetiker, Fuß- und Nagelpflege, Therapeuten, Heilpraktiker usw., hervorragend geeignet.

- Weisen Sie Ihre Kunden (das Wort Patienten und Klienten sollten Sie ebenfalls tunlichst vermeiden) ausdrücklich darauf hin, dass Ihre Leistungen:

1. keine Diagnosestellung enthalten,

2. keine Behandlung durch einen Arzt oder Heilpraktiker ersetzen,

3. ferner sollte Sie keinesfalls Heilungsversprechen oder Ähnliches geben

4. und niemals sollten Sie Ihren Kunden dazu raten, bereits bestehende, ärztliche Behandlungen abzubrechen oder Medikamente abzusetzen!!

5. Es ist sinnvoll, die Patienten vor der Sitzung eine Bestätigung unterschreiben zu lassen, in der Sie auf o. a. Punkte ausdrücklich hinweisen.

Verstoßen Sie gegen diese Regeln, machen Sie sich strafbar.

Kleiner Tipp zum Schluss:

… falls es Ihnen mit der Arbeit um Reiki wirklich ernst ist, zeigen Sie dies auch nach Außen, indem Sie sich z.B. eine Heilerlaubnis als HeilpraktikerIn besorgen – hier reicht auch die Heilerlaubnis, die auf das Gebiet der Psychotherapie eingeschränkt ist.

Die staatlichen Prüfungen hierzu finden zweimal jährlich – im März und im Oktober – statt. Geprüft wird in einer schriftlichen Prüfung (im Multiple-Choice-Verfahren mit 28 Fragen, wovon 21 richtig beantwortet werden müssen) und einer mündlichen Überprüfung, die in etwa 30–45 Minuten dauert.

Damit können Sie nicht nur Ihr Angebotsspektrum deutlich erweitern, sondern auch dem Endverbraucher bei der Entscheidung – die Spreu vom Weizen besser trennen zu können – unterstützen.
Sie wechseln somit von der einfachen Beratung in einen viel umfassenderen therapeutischen Bereich.
Seriöse Praktizierende heben sich so von der allgemeinen Masse ab, unterstreichen durch die staatliche Prüfung ihre Absichten und werden sich so über eine lange Zeit stabil und erfolgreich auf dem freien Markt halten können.

Weitere Auskünfte bekommen Sie über Ihr zuständiges Gesundheitsamt, gerne auch über meine Kontaktadresse.

18 – Der Meistergrad

Zum Meistergrad werde ich hier nicht viel erwähnen – dafür ist dieses Wissen viel zu heilig und vor allem auch zu individuell.

Der Meistergrad ist gedacht für all diejenigen unter Ihnen, die in Reiki nicht nur eine Heilmethode, sondern auch Ihren/einen Weg gefunden haben.

Das Meisterwissen als solches wird nicht einfach mit dem Besuch eines Meisterseminars erreicht.
In einem Meisterkurs erhalten Sie besonders wertvolles Wissen und auch Techniken vermittelt.
Nach Ihrer Vorbereitungszeit dann auch die Einweihung in den Meistergrad und das Meistersymbol.
Damit beginnt ein (Ihr) neuer Weg.

Der eigentliche Meisterweg beginnt bereits mit Ihrer geistigen Entscheidung, diesen Weg zu beschreiten.
Ein Ende ist dann so schnell sicher nicht in Sicht.
Das ist auch gut so, denn der Mensch lernt bis zu seinem Tod nicht aus, oder sehen Sie das anders?

Der Meister-Energielevel ist individuell zu sehen und eröffnet sich dem Praktizierenden vor allem durch jahreslanges, intensives Arbeiten und Wirken mit dem Meistersymbol.

Ihre Meisterurkunde besagt, dass Sie die Einweihung erhalten haben.
Jedoch besagt diese Urkunde nichts über Ihr Wissen und Ihre Fähigkeiten – weder als Reiki-Meister noch als Mensch.
Das Meisterwissen entfaltet individuell und vor allem entsprechend bzw. Ihrer eigenen Persönlichkeit und Motivation zu diesem Thema.

Dieser Ausbildungsschritt kann und sollte in keinem Fall mit dem Verstand getroffen werden. Etliche Vorbereitungen seitens Ihres erwählten Lehrers sind hier von großer Bedeutung.

So sollte die Vorbereitungszeit zwischen 10 und 12 Wochen mit abschließendem Kurs und Einweihung betragen. Hier ist stets eine Einzelausbildung dem Gruppenkurs vorzuziehen, denn nur so kann Ihr Lehrer auf all Ihre Bedürfnisse während der Ausbildungszeit eingehen.

Beachten Sie auch, dass Sie mit Ihrem Reiki-Lehrer ein lebenslanges Bündnis (Gelübde) eingehen. Wählen Sie daher Ihren Lehrer sehr sorgfältig aus.

Hier entscheidet vorrangig nicht der Kurspreis, sondern die Sympathie zu Ihrem künftigen Lehrer und „Seelenverbündeten".

Reiki sollte meiner Meinung nach auch immer bezahlbar bleiben – so sollte Ihnen (je nach Kurskosten) stets Ihren Möglichkeiten entsprechend z.B. auch eineTeilzahlung gewährt werden.

Generell entscheide ich nicht, ob und wann ein Schüler bereit ist, den Weg des Meisters zu beschreiten. Vielmehr muss ich mich bereit fühlen, den Schüler zu begleiten.
Wenn der Schüler bereit ist, wird es sein Lehrer auch sein (so ein altes Sprichwort).

Wenn mich jemand fragt, ob ich ihn bereit halte, den Weg des Meisters zu gehen, rege ich meist an, nochmals gründlich darüber nachzudenken.
Wenn SIE sich bereit fühlen, werden Sie niemanden dazu befragen müssen.

Sie wissen selbst am Besten, wenn es an der Zeit ist, dass Sie JETZT, HIER und HEUTE einen neuen Weg, Ihren Meisterweg, beschreiten möchten …

Der Weg des Reiki-Meisters ist und bleibt somit – sowohl für den Meisterschüler als auch für seinen Lehrer – eine reine Herzensentscheidung …

Anmerkung: Der richtige Einweihungszeitpunkt sollte immer individuell für Sie errechnet werden.

19 – Der Lehrergrad

Mit der Einweihung in den Lehrergrad sind Sie ab Ihrer Einweihung selbst berechtigt, in Reiki auszubilden und einzuweihen. Alles liegt nun in Ihren Händen – auch die volle Verantwortung Ihres Wirkens.

Diesen Weg sollten Sie nur dann gehen, wenn Sie den dringenden Wunsch verspüren, Ihr eigenes Wissen und Ihre Erfahrungen mit Reiki vollumfänglich an andere weitergeben zu wollen, damit möglichst viele Menschen praktizieren.

Ferner sollten Sie auch große Freude im Umgang und in der Arbeit mit Menschen haben.

Der Lehrergrad kann separat oder auch zeitgleich mit dem Meistergrad absolviert werden.

Hilfreich kann bei dieser Entscheidung auch die Tatsache einer tiefen und evtl. langjährigen Erfahrung mit Reiki sein.

20 – Wertvolle Chakrenarbeit mit Reiki

Alle Menschen verfügen über 7 Hauptenergiezentren im Körper, den sogenannten Chakren.

Mittels der Reiki-Energie ist es ab dem ersten Grad sehr einfach möglich, seine Chakren zu reinigen und zu harmonisieren.

Legen Sie hier einfach auf jedes einzelne Chakra Ihre Hände für ca. 5–10 Minuten auf und vertrauen Sie, dass Reiki für den Ausgleich, die Harmonisierung und die Reinigung sorgt.

Empfehlenswert ist diese Arbeit besonders vor dem Aufstehen (so werden sie fit!) und auch mal für zwischendurch, wenn Sie sich müde und ausgelaugt fühlen.

Selbstverständlich können Sie diese Chakrenarbeit auch bei anderen Menschen durchführen.

Da ich nicht bei jedem eine großartige Kenntnis in Bezug auf Chakren voraussetzen kann, möchte ich Ihnen hier kurz die wichtigsten Punkte zu den Chakren und ihrer Bedeutung erklären:

- Das erste Chakra wird auch Wurzelchakra genannt – es befindet sich in der Nähe des Steißbeines am Beckenboden. Seine Farbe ist ein tiefes und kräftiges Rot. Es steht u. a. für: Ihre Wurzeln, für die Kraft der Erde, Urvertrauen und stellt Ihre Basis dar.

- Das zweite Chakra – oder Sakralchakra genannt – befindet sich ca. zwei Fingerbreit unter dem Nabel. Seine Farbe ist ein leuchtendes Orange. Es steht u. a. für: Kreativität, Schöpferkraft, Sexualität, Leidenschaft und Lebensfreude.

- Das dritte Chakra wird auch Solarplexus- oder Nabelchakra genannt. Es befindet sich ca. zwei Fingerbreit über dem Nabel. Seine Farbe erstrahlt in einem Sonnengelb. Es steht u. a. für: Identität, Zentrierung, die eigenen Mitte und das Gefühl. Hier sitzt die Intuition.

- Das vierte Chakra – auch Herzchakra genannt – befindet sich im Bereich des Herzens. Seine Farben sind ein sanftes Rosa, Gold und zartes Hellgrün. Es steht u. a. für: Vertrauen, Offenheit, Wertschätzung und die Liebe.

- Das fünfte Chakra liegt im Bereich des Kehlkopfes und wird auch als Halschakra bezeichnet. Seine Farbe ist ein kräftiges Türkis. Dieser Bereich steht u. a. für: Klang und Töne, Kommunikation und verbindet das Herz mit dem Kopfzentrum. Es steht auch für die Wahrheit und Gerechtigkeit.

- Das sechste Chakra befindet sich auf der Stirnmitte – zwischen den Augenbrauen oberhalb der Nasenwurzel – und wird auch als drittes Auge (das allsehende Auge) bezeichnet. Es leuchtet in den Farben Indigo – das sich bis hin zu dunklem Violett verändern kann. Oftmals wird dieser Bereich auch der Farbe Magenta (dunkles Pink) zugeordnet. Es steht u. a. für: eine höhere Wahrnehmung, Feinfühligkeit, alle feinstofflichen Bereiche, auch für den Glauben und innere Führung.

- Das letzte und siebte Chakra befindet sich mittig oben am Schädeldach und wird Scheitelchakra oder auch Kronenchakra genannt. Hier vereinen sich alle Farben des Regenbogens in einem weiß-goldenen göttlichen Strahlen.
Dieses Zentrum steht u. a. für die Vollkommenheit, kosmisches Bewusstsein, Frieden, Gottvertrauen und für alle Bereiche, die jenseits unseres Denkens liegen.

21 – Meine Erfahrungen mit Reiki

Gerne würde ich hier alle meine wundervollen, langjährigen Erfahrungen mit Reiki niederschreiben, denn ich habe viele Menschen und auch Tiere mit Reiki heilen sehen. Doch befürchte ich, dass ich dabei den Rahmen dieses Buches deutlich sprengen würde.

Vielleicht ergibt es sich ja in den nächsten Jahren, dass ich ein weiteres Buch zum Thema veröffentliche.

Sollte Ihnen dieses Buch gefallen haben, behalten Sie einfach meinen Namen im Gedächtnis und stöbern Sie ab und an im Internet oder auf meiner Praxishomepage – ich habe weitere, schöne Projekte die derzeit noch am Wachsen sind.

Auf meiner Internetseite können Sie sich immer über Neuigkeiten informieren.

Eventuell entschließen Sie sich mit diesem Buch selbst zur Teilnahme an einem Reiki-Kurs und wir lernen uns schon bald persönlich in einem Seminar kennen.

Eine Geschichte möchte ich Ihnen dennoch nicht vorenthalten, da Sie immer und immer wieder mein Herz berührt.

Meine Reiki-Geschichten sind inhaltlich ebenso wunderbar wie die Menschen und Tiere, die darin vorkommen – vor allem jedoch sind sie eines – wahr!

22 – Tessa

Tessa war nicht nur „die" wichtigste Hündin in meinem Leben, sondern auch eine wertvolle Begleiterin – auch in der Praxis.

Tessa war eine wunderschöne Australian-Shepherd-Hündin mit unglaublich faszinierenden bernsteinfarbenen Augen.

Die Hündin fand im Jahr 2000 den Weg in unsere Familie. Sie war damals schon gut 10 Jahre alt und eine Scheidungswaise.

Eigentlich wollte ich keinen so großen Hund (bisher hatte ich immer eher kleinere Hündchen oder „Ofenrohrputzer" wie mein Vater diese Hunde liebevoll nannte) – doch war es bei uns beiden Liebe auf den ersten Blick.
Für einen Außenstehenden ist das kaum nachzuvollziehen.
Als Mensch vertrete ich immer die Einstellung: „Wenn's passt dann soll's wohl so sein" ;o)
Tessi (wie ich sie immer liebevoll nannte) und ich waren von der ersten Sekunde an ein unzertrennliches Team.
Sie folgte aufs Wort und wich keinen Tag (was sag ich da, keine Minute) von meiner Seite.
Sie durchlebte mit mir viele Höhen und Tiefen des Lebens.

Von Anfang an hatte Tessa an ihrem Bauch eine kleine Geschwulst, die von Jahr zu Jahr größer wurde.
Tierärzte lehnten es ab zu operieren, da es sich um etwas Gutartiges handelte – deswegen schenkten wir dieser Veränderung lange Zeit keinerlei Beachtung.

Eines Tages dann – es war vor ein paar Jahren – kam ich mit meinem letzten Patienten gegen 22:00 Uhr abends aus der Praxis.
Der ganze Hausflur war voller Blut und meine Hündin lag mit einem verschämten Blick in ihrem Körbchen.

Ich verabschiedete schnell meinen besorgten Patienten (Tessa war bei all meinen Patienten sehr beliebt und der eine oder andere brachte auch immer ein besonderes Leckerli mit!) und beratschlagte mit meinem Mann.

Schnell suchte ich von einem ansässigen Tierarzt die Notfallnummer und wenige Minuten später war mein Mann bereits mit Tessa dorthin unterwegs.

Ich selbst konnte leider nicht mitfahren, da unser Sohn bereits schlief und wir ihn nicht ganz alleine lassen wollten. So wartete ich zuhause ab und bangte still vor mich hin.

Etwa eine halbe Stunde, nachdem mein Mann gefahren war, klingelte das Telefon.
Mein Mann meldete sich und fragte kurz und knapp, ob wir Tessa operieren oder lieber einschläfern lassen sollten.

„Einschläfern? Ja, Himmel?!! Was ist denn das nun wieder", dachte ich so bei mir. „Mit einer solchen Entscheidung habe ich weder heute, noch zu dieser Nachzeit gerechnet!"
(Erwähnen sollte ich noch, dass unsere Tessa zu diesem Zeitpunkt knapp 18 Jahre alt war!)
Ich konnte und wollte diese Entscheidung nicht treffen. Weder jetzt noch zu irgendeiner Zeit.

Kurzerhand gab mein Mann den Telefonhörer – mit dem Tierarzt in der Leitung – an mich weiter.

Der Tierarzt klärte mich auf, dass Tessa bereits Wasser in der Lunge hätte, ihr Herz bereits sehr schwach war und sie so gut wie keine Chance auf Überleben hätte.

Er riet dringend zum Einschläfern, da seiner Meinung nach der Hund keinen Schuss Pulver mehr wert wäre.

– Was für einen Aussage, finden Sie nicht auch?

Ich bat um kurze Bedenkzeit und versprach, ihn in ein paar Minuten zurückzurufen.

Während ich grübelte und grübelte, wollte sich einfach keine Entscheidung finden lassen.

So schickte ich Reiki in die Situation. Dabei kann es sein, dass ich die Zeit vergessen hatte.

Das Telefon schrillte erneut durch die Stille.

Leicht genervt wollte der Tierarzt nun meine Entscheidung wissen (mein Mann hat sich nicht getraut – Gott sei Dank – diese Entscheidung ohne mich zu treffen!).

Innerlich habe ich rotiert, war verzweifelt.

Dann wurde ich plötzlich ganz ruhig und fragte den Tierarzt, ob Tessa denn Schmerzen hätte.

Er verneinte meine Frage und antwortete:

„Wissen Sie was, das ist mir jetzt zu spät und zu blöd.

Ich verbinde nun die Wunde und gebe die Hündin Ihrem Mann wieder mit nach Hause. Schlimmstenfalls fällt ihre Hündin – durch den weiteren Blutverlust – in einen komaartigen Zustand. Spätestens dann kann ich nichts mehr tun und wir müssen sie einschläfern …!"

Mit diesen Worten legte der Tierarzt auf.

Irgendwie war ich erleichtert.
So einfach wollte ich meine Hündin nicht aufgeben,
zumal ich mich nicht wirklich auf einen Abschied
vorbereitet hatte.

Kurz darauf kam mein Mann nach Hause und legte
Tessa behutsam in ihr Körbchen.

Nun begann meine Heilarbeit mit Reiki.

Vorsichtig legte ich ihr die Hände auf.
Immer wieder blickte sie mich mit ihren wunderbaren
Augen dankbar an.
Die Augen funkelten und leuchteten so wie immer.
So sehen keine Augen aus, die bereit sind zu sterben!
Die ganze Nacht gab ich ihr Reiki …

Am nächsten Tag war Tessa wach, aber immer noch
vom Blutverlust geschwächt.
Dennoch machte sie Fortschritte.
Sie bewegte sich langsam, wollte sogar in den Garten
und fraß ihre übliche Tagesportion.
Da musste ich nun dran bleiben.
Kurzerhand sagte ich alle meine Praxistermine ab –
meine Tessa stand nun an erster Stelle!

Stunde für Stunde behandelte ich – Tessa ließ es
vertrauensvoll geschehen.
Nachmittags dann löste mich mein Mann ab und ich
setzte mich erschöpft auf die Couch.
Während ich so döste, hörte ich plötzlich die Stimme
meiner Hündin, die sagte:
„Du musst mich operieren lassen – alles wird gut!"

Ohne zu zögern oder darüber nachzudenken, sprang
ich auf, informierte im Vorbeihuschen meinen Mann
und wählte die Nummer des Tierarztes.

Der wiederum war von meiner Entscheidung nicht wirklich begeistert und klärte mich nochmals ausdrücklich und nachhaltig bezüglich der OP-Risiken auf.
Er erwähnte es auch als Tatsache, dass diese Operation einen ordentlichen „Batzen" Geld verschlingen würde. Nach dem ich hartnäckig bei meiner Meinung blieb, ihm sagte, dass es mir egal wäre und selbst wenn Tessa danach nur noch sechs Wochen zu leben hätte, ich diese OP unbedingt haben möchte, willigte er schließlich ein und gab mir für zwei Tage später einen Termin.

Wir setzten derweil gemeinsam unsere Heilarbeit bei Tessa ununterbrochen fort …

Montag – der Termin für die schwere OP.
Wir kamen guten Mutes in der Tierarztpraxis an.

Was würde ich geben, wenn ich Ihnen auch nur annähernd das Bild des Tierarztes vermitteln könnte, als wir nur zwei Tage später locker flockig die Praxis betraten.
Tessa war gestärkt und tänzelte in freudiger Erwartung geradewegs in die Praxis.

Könnte man eine herunterfallende Kinnlade aufschlagen hören, wäre es wohl der Detonation einer kleinen Bombe gleichzusetzen.

Wortlos begutachtete er Tessa – den Mund immer noch offen stehend – hörte das Herz und auch die Lungen ab.

Das Ergebnis seiner Untersuchung war für mich das Ende eines bösen Traums (für ihn wohl eher beängstigend und niederschmetternd in Bezug auf seine Aussagen von vor ein paar Tagen; o)).

Tessas Herz – so seine Aussage – könne nun mit dem Herzen eines jungen Hundes mithalten, die Blutung sei gestoppt und in der Lunge höre er keine Wassergeräusche mehr!

Er wäre nun wohl bereit, den Hund zu operieren, da es sich so doch noch „rentieren" würde.
Ich musste lachen!
Er lächelte mich verschmitzt und fragend an und sagte: „Hmm, darf ich fragen, was Sie mit ihrem Hund gemacht haben?"
Ich lächelte leicht verlegen zurück und fragte, wie lange die die OP wohl dauern würde und wann ich meine Tessi wieder abholen könne …

Kurz verabschiedete ich mich von Tessa und streichelte sie noch einmal liebevoll zum Abschied.
In diesem Augenblick war ich mir zu 100% sicher, dass wir uns in ein paar Stunden wiedersehen würden …

Die Geschichte endete gut.

Die Operation verlief ohne die geringste Komplikation – ebenso wie die Heilung (selbstverständlich haben wir weiterhin fleißig Reiki gegeben).

Tessas Tumor war zwar gutartig, jedoch wucherte dieser in die Bauchhöhle und hatte beim Entfernen die Größe eines Basketballs.

Knapp zehn Tage später war Tessa gesundheitlich wieder vollkommen regeneriert.

In einem Punkt sollte ich unwissentlich dann doch recht behalten …

Tessa verstarb auf den Tag genau sechs Wochen später.

Der Grund waren nicht die Operationen, sondern ihr Alter. Immerhin war sie inzwischen stolze 18 Jahre alt. Mit dem Beginn von Tessas Krankheitsgeschichte war mir damals – trotz OP-Maßnahmen – klar, dass sich unsere gemeinsame Zeit dem Ende neigt.

Wir haben die Wochen nach der Operation sehr innig und intensiv miteinander verbracht, so dass ich sie letztendlich guten Gewissens habe gehen lassen können.

Mit dem Verlöschen des Leuchtens in ihren Augen, schlief Tessa am 22. Juli 2006 im stolzen Alter von 18 Jahren in meinen Armen friedlich ein …

Ich vermisse meine Freundin noch heute und es pieksen hunderttausend kleine Nadelstiche in mein Herz, wenn ich an sie denke…

Gut, dass ich weiß, dass das Ende erst der Anfang ist …

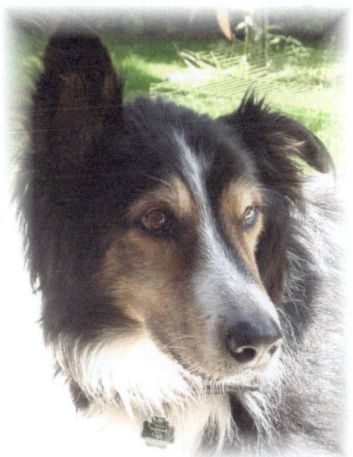

Tessa

22 – Schlusswort

(M)ein Herzenswunsch wäre erfüllt, wenn es mir gelungen wäre, Ihnen mit meinem Büchlein nicht nur die Lebensfreude, die Reiki schenkt, zu vermitteln sondern auch meine Dankbarkeit und Liebe zu dieser wundervollen Energie.

Reiki hat vor über zwanzig Jahren mein Leben nachhaltig verändert und positiv beeinflusst.

Egal, wie immer Sie sich auch entscheiden – gehen Sie davon aus, dass der von Ihnen gewählte Weg auch der richtige für Sie ist.

Jetzt, hier und heute.

Falls Sie den Wunsch verspüren und mit mir persönlich in Kontakt treten möchten, können Sie dies über meine Kontaktadresse am Ende dieses Buches tun.

Ich freue mich auf Sie!

Ich wünsche Ihnen für Ihren weiteren Lebensweg alles erdenklich Liebe als auch Wohlstand und Glück.

Bleiben Sie, wie Sie sind … denn genau so sind Sie richtig ;o)

Alles Liebe Ihre Heike-Maria Michalke

24 - Über die Autorin

Heike-Maria Michalke lebt mit ihrer Familie und ihren Tieren am ruhigen Stadtrand von Ingolstadt/Donau und arbeitet seit vielen Jahren erfolgreich als Heilpraktikerin (Psychotherapie) in eigener Praxis.

Ihr Praxisschwerpunkt liegt im Bereich systemischer Therapie, Hypnose und natürlich Reiki.

Seit Kindheit an hochsensitiv (HSP) und bereits in jungen Jahren zum sensitiven Medium ausgebildet.

Seit 1987 praktiziert sie Reiki und war mit 21 Jahren die damals jüngste Reiki-Lehrerin in Deutschland.
Seit 1993 leitet sie Reiki-Seminare – bis heute.

Als erfahrene Ausbilderin hält sie regelmäßige Weiterbildungen und Workshops rund um psychologische Themen und bildet sehr erfolgreich „kleine" Heilpraktiker (Schwerpunkt Psychologie und Psychotherapie) aus.

Ferner arbeitet sie freiberuflich als Dozentin und Seminarleiterin zum Thema Reiki, Medialität und Tierkommunikation für div. Heilpraktikerschulen in Deutschland.

Für 2010 sind sowohl neue Seminare in Planung als auch eine Erweiterung der Praxis.

Ein zweites Buch mit dem Titel: „Was Tiere uns sagen, hören wir nur mit dem Herzen!" ist bereits erhältlich.

Ein drittes Buch ist derzeit in Bearbeitung.
Diese besondere Geschichte wird 2010 über einen bekannten Verlag veröffentlicht.

25 – Ein ganz besonders herzlicher Dank …

geht an meine Familie, die es so geduldig ertragen hat, dass ich während des Schreibens stets kaum ansprechbar bin.

An meine Schüler, die mir mit dem Besuchen meiner Kurse ein großes Vertrauen entgegenbringen.

An meinen Glücksstern Felix – ich hab dich lieb, ich lieb dich!

An Lothar – meinen Fels in der Brandung!

An Andaris – meine Inspiration – ohne ihn wäre meine Arbeit sicher nur halb so erfolgreich!

Meinem lieben Freund Jörg, dem immer im richtigen Moment, zur richtigen Zeit, die richtigen Worte für mich einfallen. Danke, dass du bist wie du bist!

Und zuletzt an meinen Vater Peter (1941-2000), ohne den ich nicht so wäre, wie ich bin.

Kontaktadresse:
Praxis Heike-Maria Michalke
Am Gangsteig 16 a
85051 Ingolstadt
www.praxis-michalke.de
oder
www.asanga.de
ab Ende 2009 auch mein neues Projekt
www.osantius.de

Botschaften der Seele

Auf nachfolgenden Seiten möchte ich Ihnen als kleine Hilfestellung für Ihre Reiki-Behandlungen (bei Blockaden) körperliche Beschwerdebilder von A bis Z und die damit eventuell verbundenen Botschaften Ihres Körpers vorstellen.

Falls Sie körperliche Beschwerden haben, oder Blockaden bei einer Behandlung verspüren, können Sie im entsprechenden Bereich nachlesen.

Spüren Sie beim Lesen der Botschaft einfach nach, ob es einen Zusammenhang zwischen Ihrer Beschwerde und der damit verbundenen Erläuterung gibt.

Eventuell finden Sie sich oder auch nur Anteile in der Beschreibung wieder, vielleicht aber empfinden Sie überhaupt keine Übereinstimmung.
Nichts ist vorhersehbar – alles ist möglich!

Bei allem noch so tiefen, psychologischen Wissen sollten wir niemals vergessen, dass ein Gänseblümchen manchmal einfach auch nur ein Gänseblümchen ist.

Sie sollten die kurzen Infos zu den entsprechenden Befindlichkeiten einfach neutral in Ihre weiteren Überlegungen zum Thema einfließen lassen.

Es muss ja nicht immer und vor allem nicht alles zutreffen :o)

Abhängigkeit:
Hat meist mit innerer Leere zu tun und steht für einen Ersatz. Egal, ob Sie von einem Menschen abhängig sind oder von einer Substanz, fragen Sie sich, wie Sie wieder mehr Freude und Unabhängigkeit in Ihr Leben bringen könnten.

Abszess:
Ein Abszess macht Wut, tiefe Verletzung und Kränkungen sichtbar.
Überlegen Sie gegen wen oder welche Situation Sie schon lange Zeit einen tiefen Groll hegen.

Akne (Pickel):
Akne und auch Pickel verhindern meist, dass wir uns liebevoll annehmen und um uns selbst kümmern.
Blicken Sie einmal hinter die pickelige Fassade.
Da steckt etwas besonders Liebenswertes in Ihnen, was angenommen werden möchte.
Akzeptieren Sie sich so, wie Sie sind, denn genau so sind sie absolut und 100% richtig.

Alkoholismus:
Was ist in Ihrem Leben so unerträglich, dass Sie sich das Leben im wahrsten Sinne des Wortes „schönsaufen" müssen?
Es gibt auch gesündere Möglichkeiten, Konflikte zu bearbeiten und loszulassen.

Allergien:
Fragen Sie sich: Auf wen oder was sind Sie allergisch?
Tiere stehen meist für die Sexualität – Blüten und Pollen für Schmutz und Unreinheit.
Natürlich dürfen Umweltfaktoren dabei nicht außer Acht gelassen werden – ein Blick in die Seele kann dabei sehr hilfreich sein.

Alzheimer – Demenz:
Lebensmüde, ausgebrannt.
Eine Flucht vor der Realität und der Verantwortung für
das eigene Leben.

Angst:
Urvertrauen kann bereits im Mutterleib gestört werden,
z.B. wenn eine Mutter über Abtreibung nachdenkt oder
das Kind gar ablehnt. Angst hindert uns, frei zu leben.
Ergründen Sie ihre Ängste genau und erfüllen Sie Ihre
Grundbedürfnisse.

Arme:
Stehen für unsere Handlungsbereitschaft.
Fragen Sie sich einfach in welchen Bereichen Ihres
Lebens Sie vielleicht einmal handeln oder ordentlich
zupacken sollten.
Die rechte Hand steht für „rechtes (gerechtes) Handeln"
und die linke Hand für „linkes (linkisches) Handeln".

Arthritis:
Eine Autoimmunerkrankung – das bedeutet, dass der
Körper sich selbst zerstört.
Wut und Zorn aus der Kindheit hindern uns daran, ein
glückliches und erfülltes Leben zu führen.
Söhnen Sie sich mit Ihrer Vergangenheit aus.

Asthma:
Zu viel Liebe und Fürsorge können Auslöser von
diesem Beschwerdebild sein. Wenn Sie ein Kind
haben, das an Asthma leidet, lassen Sie mehr los und
vertrauen Sie auf Ihr Kind.
Ferner steht die Lunge auch für Lebensbejahung,
Lebensfreude und das Leben im Allgemeinen.

Atemprobleme:
Sind Blockaden die zu schwerwiegenderen
Erkrankungen führen können.
Wir verweigern uns der Lebensenergie und der Luft, die
wir zum Leben brauchen.

Augen:
Fragen Sie sich, ob es etwas gibt, das Sie nicht sehen
wollen? Augenprobleme sind gleichzusetzen mit der
„Kopf in den Sand steck"-Methode.
Stellen Sie sich der Situation.

Bauch:
Bauch(schmerzen) stehen für Einsamkeit. Achten Sie auf Ihre Bedürfnisse und Wünsche und teilen Sie diese Ihrem Umfeld mit.

Bettnässen:
Einnässen steht meist für Tränen, die nicht geweint werden dürfen. Häufig bei Scheidungskindern oder auch Kindern, die einen Elternteil verloren haben, denen nonverbal vermittelt wird, dass sie stark sein müssen. Es steht auch für unterdrückte Trauer.

Blase:
Die Blase steht für Loslassen.
Überlegen Sie, welches Thema gerade für Sie ansteht? Partnerschaftsprobleme? Kinder, die flügge werden?

Blut allgemein:
Wer z.B. unter Bluthochdruck leidet trägt tiefen Zorn. Im wahrsten Sinne des Wortes fühlen sich diese Menschen unter Druck.
Druck gegenüber wem oder was?
Ferner steht das Blut auch für den Lebensfluss, Lebensfreude aber auch Sorgen und Nöte.

Bulimie:
Im Zwiespalt. Einsamkeit und innere Leere, die mit den Fressattacken ausgeglichen werden sollen.
Finden Sie das Leben zum Kotzen?

Brust:
Steht für Mütterlichkeit, Bemuttern und Versorgung. Haben Sie Probleme mit der Brust achten Sie wieder mehr auf Ihre Gefühle, Bedürfnisse und Wünsche.

Burnout-Syndrom:
Flucht vor Sorgen und Problemen.

Darm/Durchfall:

Stehen für Druck und Wut meist im Alltagsgeschehen. Durchfall steht auch für Angst vor Versagen (Durchfall vor Prüfungen!) und Schuldgefühle, weil ich evtl. verzweifelt bin.

Ein weiteres Thema des Darms ist das Loslassen.

Demenz:

Wer an einer Demenz leidet, zieht sich vom Leben zurück und hat kein Interesse mehr daran, am Leben teilzuhaben. Behalten werden nur noch die Dinge, an die man sich gerne erinnert.

Depression:

Jahreslanges Aufstauen von Wut und Aggressionen, die in der Depression gegen sich selbst gerichtet werden.

Gegen wen oder was hegen Sie solch eine Wut? Der Weg aus der Depression führt über die Aggression. Die gesündeste Form der Aggression ist einfach nur NEIN sagen!

Ekzem (Ausschlag):

Steht für „Ich fühle mich nicht mehr wohl in meiner Haut".

Erkältung:

Ihr Körper signalisiert Ihnen eine Auszeit.

Schalten Sie einen Gang runter und tun Sie wieder mehr für sich und ihr Wohlbefinden.

Nicht erst, wenn Sie krank sind.

Erkrankungen allgemein:
Stehen für den Wunsch nach Rückzug und Ruhe.

Finger:
- Der Daumen steht für allgemeine Sorgen,
- der Zeigefinger für unser Ego und Ängsten,
- der Mittelfinger für Wut und Sexualität,
- der Ringfinger für Partnerschaft,
- der kleine Finger für Familie und Ansprüche.

Füße(Beine):
Stehen – ebenso wie die Beine – für unser Vorwärtskommen, unsere persönliche Entwicklung und Entfaltung.
Für Flexibilität und neue (Lebens-)Richtungen.

Galle:
Was stößt Ihnen sauer auf? Auf wen oder was sind Sie sauer? Befreien Sie sich von jeglichen, negativen Gedanken.

Gleichgewicht:
Wo in meinem Leben fehlt mir Stütze und Halt oder was hat mich aus meinem Gleichgewicht gebracht (Situation oder Person)?

Haare:
Stehen für Kraft und Stärke.
Verliere ich Haare, gehen mir diese Eigenschaften verloren.
Ferner stehen Haare für Kontrollsucht.

Haut:
Ist unser größtes Organ und steht für unsere Grenzen und unsere Abgrenzungsfähigkeit anderen gegenüber.

Herz:
Ist unser Zentrum der Liebe.
Haben Sie hier Probleme, stellen Sie sich die Frage nach Ihrer eigenen Liebesfähigkeit – Liebe annehmen und auch geben?
Lasse ich Liebe in mein Herz, öffne ich mich und werde dadurch verletzlich.
Mangel an Liebe und Lebensfreude.

Husten:
Leiden Sie an Husten, so fragen Sie sich WEM oder
WAS sie etwas „husten" = mitteilen möchten.
Husten kann auch der Wunsch nach Anerkennung und
Gehör sein.
Manchmal werden auch versteckte Aggressionen durch
den Husten zum Ausdruck gebracht.

Hüfte:
Steht für das Gleichgewicht im täglichen Leben – gibt
es jemanden oder etwas, was mir dieses Gleichgewicht
nimmt?

Impotenz:
Wie steht es um Ihren Selbstwert?
Sie können und müssen nicht jedem alles recht
machen.
Sie haben ein Recht, auch Fehler zu machen, denn aus
diesen lernen wir ja schließlich.

Ischias:
Steht für Zukunftsangst – auch finanziell.

Juckreiz:
Kratzen, bis es blutet – hier wird Druck abgelassen bzw. verringert. Steht auch für Ungeduld, Unsicherheit und Ärger.

Knie:
Kann sich dem Leben nicht beugen. Auch ein Zeichen mangelnder Flexibilität im Leben. Mögliche Geschwisterkonflikte.

Kopf (schmerz):
Zu viel im Kopf zu wenig in der Emotion. Kümmern Sie sich wieder mehr um Ihre Gefühle und Empfindungen.

Krebs(Erkrankung):
Steht meist für Schuldgefühle und langjährige seelischen Verletzungen. Brustkrebs steht für Demütigung (meist in der Partnerschaft), Lungenkrebs für mangelnde Lebensfreude.
Krebsgefährdet sind alle Menschen, die unterschwelligen Zorn in sich tragen (hinunterschlucken von Aggressionen, siehe auch Depressionen).

Lunge:
Steht für das Leben, das Atmen und Aufnehmen von neuen Perspektiven und Möglichkeiten.
Lassen Sie sich nicht Ihrer freien Entfaltung berauben und gönnen Sie sich die Luft (und Lust), die Sie zum Leben/Atmen brauchen!

Magen und Magersucht:
Verweigerung, Verantwortung zu übernehmen.
Ein „Selbstmord" auf Raten und auch oft die Botschaft:
„Ihr könnt über alles bestimmen, jedoch nicht über
meinen Körper!"
Im Allgemeinen steht der Magen für das Verdauen von
Erlebnissen und Erfahrungen z.b. ein Erlebnis schlecht
„verdauen" können.

Multiple Sklerose:
Starre Einstellung gegenüber mir und bestimmten
Lebenssituationen. Nicht vergeben können – weder
sich noch anderen. Hass zerstört meinen Körper.

Nacken:
Zu viel Last auf den Schultern?
Angst sitzt in meinem Nacken?
Zu große Erwartung?
Geben Sie ein bisschen Verantwortung ab :o)

Nase:
Bei Schnupfen z.B. wen oder was kann ich nicht
riechen?
Oder haben Sie die Nase einfach nur voll?

Nieren:
Die Nieren stehen für eine Partnerschaftsproblematik –
damit ist nicht immer nur der Ehe- oder Lebenspartner
gemeint.
Es kann genauso gut ein Konflikt zwischen Mutter und
Tochter, Vater und Sohn oder auch unter Freundinnen
sein.
Ihnen geht etwas im wahrsten Sinne des Wortes an die
Nieren …

Ohren:
Was will ich nicht hören?
An welchem Konflikt möchte ich nicht teilnehmen?
Vielleicht sollten Sie aber einfach auch nur wieder ein
bisschen mehr auf Ihre innere Stimme lauschen?

Rücken (Rückrat):
In welchem Lebensbereich fehlt Ihnen Stütze oder
Unterstützung?
Mangelnde Kritikfähigkeit z.B. bei Rheuma.

Schilddrüse:
Gegen wen oder was hege ich feindselige Gefühle?
Steht auch für das Bedürfnis, umsorgt zu werden.
Aggressionen bleiben sozusagen im Halse stecken.

Schlafstörungen:
Stehen für allgemeines Loslassen, das Aufgeben von
Kontrolle und vertrauensvolles Geschehenlassen.

Schmerzen allgemein:
Stehen meist für Selbstbestrafung oder dem Wunsch
nach Aufmerksamkeit und Beachtung.

Schwindelgefühl:
Jetzt mal ehrlich: In welchem Lebensbereich
schwindeln Sie andere Menschen an?
Oder machen Sie sich im einen oder anderen Bereich
etwa selbst etwas vor?

Tumor – Tumorerkrankung:
Traumatische Schockerlebnisse, die sich manifestiert
haben.

Übelkeit (Erbrechen):
Vor welchem „Übel" möchten Sie sich befreien?

Übergewicht:
Sie wollen abnehmen? Dann sollten Sie zuerst einmal
lernen, nicht ständig für alles und jeden Verantwortung
zu übernehmen (=abnehmen) wollen.
Vielmehr sollten Sie den Wunsch verspüren, Gewicht
verlieren zu wollen. Hört sich doch gleich besser an,
oder?
Evtl. haben Sie aber auch eine Schutzmauer um sich
aufgebaut (=Leibesfülle).
So überlegen Sie: Vor WEM oder WAS muss ich mich
schützen?

Unbehagen:
Steht meist für innere Unruhe und Anspannung

Verstopfung:
Welche Situationen oder Gedanken kann ich nicht
loslassen?

Wechseljahre:
Stehen für die Angst vor dem Verlust der Fruchtbarkeit,
der Weiblichkeit und dem Frausein.
Ebenso steht es für die Angst vor dem Altern und die
damit verbundene Angst, an Attraktivität zu verlieren.

Zysten:
Stehen für ungeweinte Tränen aufgrund von traumatischen Erlebnissen und auch Verlust z.B. von einem geliebten Menschen.

Zwang/Zwänge:
Stehen für große Unsicherheit, mangelndes Selbstvertrauen und Zweifel an sich selbst.

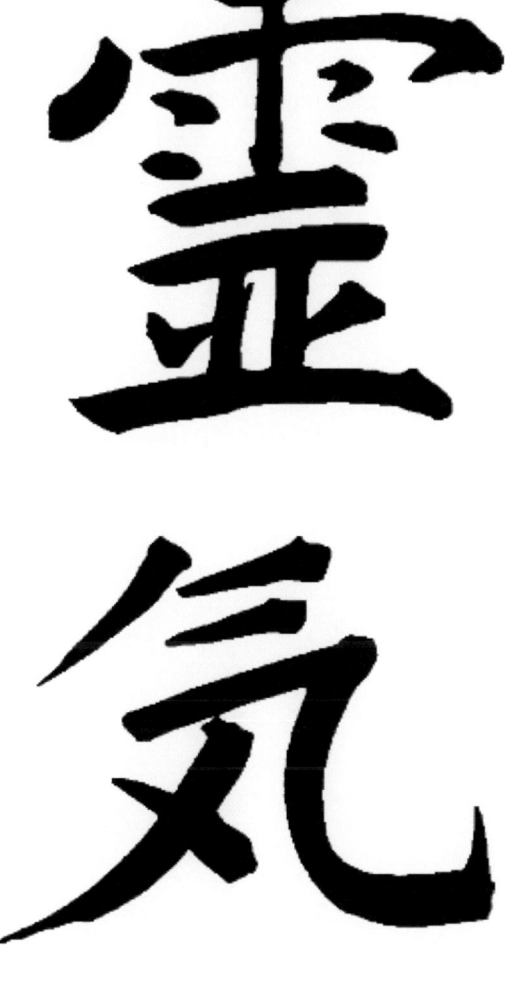

Herstellung und Verlag:
Books on Demand GmbH, Norderstedt
ISBN 978-3-8370-4971-8